单科闯关 第4科

护理学（师）专业实践能力

U0210061

主　编　李惠娥　徐德颖

副主编　陈向韵　王丽霞　邵越英

编　者　（以姓氏笔画为序）

丁丝露	万辉琴	王倩	王加璐	王志美
王丽霞	毛惠芬	文平	方艳	石娟
叶康杰	刘璐	刘洪慧	刘海霞	孙慧慧
苏翠丹	杜素红	杨婧	杨同华	李娜
李砚池	李胜萍	李惠娥	沈丽萍	张萌萌
陈向韵	邵越英	袁亚红	徐鹏	徐德颖

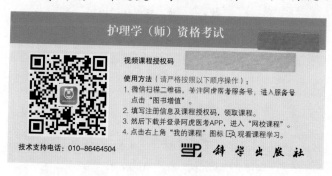

护理学（师）资格考试

视频课程授权码

使用方法（请严格按照以下顺序操作）：
1. 微信扫描二维码，羊汴阿虎医考服务号，进入服务号点击"图书增值"。
2. 填写注册信息及课程授权码，领取课程。
3. 然后下载并登录阿虎医考APP，进入"网校课程"。
4. 点击右上角"我的课程"图标 观看课程学习。

技术支持电话：010-86464504

科学出版社

科学出版社

北　京

内 容 简 介

　　《单科闯关　第4科——护理学（师）专业实践能力》是全国护理学（师）资格考试推荐辅导用书之一，专为在上一年度考试中"专业实践能力"单科未通过的考生而编写。主要包括知识点串讲、试题精选和模拟试卷三部分。根据考试大纲的要求，本书重点介绍和练习基础护理学所涉及的护理基础理论和操作知识。为了突出重点，在串讲中对常考或可能考的知识点除详细叙述外，对需要重点记忆的重要关键词分别以波浪线和黑体字表示。单元后附历年典型考点试题和答案。书末附有 3套单科模拟试卷，供考生实战演练。本书紧扣考试大纲，内容全面，重点突出，准确把握考试的命题方向，有的放矢，是参加护理学专业初级（师）资格考试的考生复习必备的重要参考书。

　　与本书配套出版的还有"同步练习""试题精练""模拟试卷及解析""考前冲刺卷""考前预测卷"和"单科闯关（第1~4科）"等。

图书在版编目（CIP）数据

　　单科闯关. 第4科, 护理学（师）专业实践能力 / 李惠娥, 徐德颖主编. —北京：科学出版社，2018.1

　　全国卫生专业技术资格考试推荐辅导用书

　　ISBN 978-7-03-055820-6

　　Ⅰ．单⋯　Ⅱ．①李⋯　②徐⋯　Ⅲ．护理学 – 资格考试 – 自学参考资料　Ⅳ．R47

　　中国版本图书馆 CIP 数据核字（2017）第 300857 号

责任编辑：李玉梅　王海燕 / 责任校对：张小霞

责任印制：赵　博　　　　 / 封面设计：吴朝洪

科 学 出 版 社 出版

北京东黄城根北街16号

邮政编码：100717

http:// www.sciencep.com

三河市荣展印务有限公司 印刷

科学出版社发行　各地新华书店经销

*

2018年1月第 一 版　　开本：787×1092　1/16

2018年9月第二次印刷　　印张：11

字数：255 000

定价：48.00元

（如有印装质量问题，我社负责调换）

出版说明

　　全国卫生专业技术资格考试（中初级）是国家卫生计生委人才交流服务中心组织的国家级专业技术资格考试。通过考试取得专业技术资格，表明其已具备担任卫生系列专业相应技术职务的水平和能力，各用人单位以此为依据，从获得资格证书的人员中择优聘任。目前，该考试实行全国统一组织、统一考试时间、统一考试大纲、统一考试命题、统一合格标准的考试制度，覆盖医、药、护、技 4 个系列的 100 多个专业，每年参加考试的人数逾百万。其考试通过率各专业略有不同，一般为 50%左右。实际的考试中一般会有 5%左右的超大纲考题，具有一定难度。

　　为了帮助广大考生做好考前复习，我社组织了权威专家，对考试的命题规律和考试特点进行了精心分析研究，严格按照考试大纲的要求，出版了"全国卫生专业技术资格考试推荐辅导用书"，主要为两大系列："应试指导与历年考点串讲"系列和"模拟试卷及解析"系列。针对护理学、药学等考生人数较多的专业，还出版了"单科考试辅导""同步练习及解析""考前冲刺必做"等图书，以满足全国广大考生不同的复习需要。

　　"全国卫生专业技术资格考试推荐辅导用书"紧扣考试大纲，内容的安排既考虑知识点的全面性，又结合考试实际，突出重点、难点，在编写形式上力求便于考生理解和记忆，使考生在有限时间内扎实掌握大纲所要求的知识，顺利通过考试。

　　"应试指导与历年考点串讲"系列的突出特点是分析了历年数千道考试题的思路，串讲历年考点，把握考试命题方向，有针对性地对考点知识进行详细阐述。

　　"模拟试卷及解析"系列是参考真实考试的思路，将一般知识、重点知识、难点知识进行有针对性地、按比例地编写组卷。每个专业一般有 3～5 套试卷，1200～2000 道试题。这个系列的突出特点是试题质量高，贴近真实考试的出题思路及出题方向。

　　科学出版社医学考试中心团队由原人民军医出版社医学考试中心的骨干核心力量组成。经过十余年的努力，我们在全国护士执业资格考试、全国卫生专业技术资格考试、国家医师资格考试、国家执业药师资格考试等医学考试用书的策划、出版及培训方面积累了宝贵的理论和实践经验，取得了较好的成绩，得到了考生的一致好评。我们将秉承"军医版"图书一贯的优良传统和优良作风，并将科学出版社"高层次、高水平、高质量"和"严肃、严密、严格"的"三高三严"的要求贯彻到图书的编写、出版过程，继续为考生提供更好、更高标准的服务。

　　本套考试用书对知识点的把握非常准，试题与真实考试的符合率非常高，许多考生参加考试之后对本套考试用书的质量给予了高度认可。考生通过考试之后对我们出版工作的由衷感谢、支持，是鼓励我们不断努力把考试产品做得更好的不竭动力。

　　本版书依据最新考试大纲重新编写，各学科的专家对所有指导和试卷进行了仔细审读，对以往版本中存在的个别错误进行了修正。但由于编写及出版时间紧、任务重，书中的不足之处，请读者批评指正。

目　录

第1单元 绪 论

一、现代护理学的诞生、发展与南丁格尔的贡献

1. **现代护理学的诞生** 护理学是医学领域中的一门综合性应用科学，它的产生和发展与社会发展和医学科学进步密切相关。它主要经历了自我护理（远古时代）、家庭护理（古代）、宗教护理、中世纪的护理（医院护理）、文艺复兴时期与宗教改革时期的护理、现代护理这些漫长的历史演变过程。现代护理学是从 19 世纪中叶开始的，南丁格尔开辟了科学的护理事业，被誉为现代护理的创始人。

2. **现代护理学的发展** 现代护理学主要经历了 3 个发展阶段。

（1）以疾病为中心的护理阶段（19 世纪 60 年代至 20 世纪 40 年代）：护理工作主要是协助医师诊断和治疗疾病，执行医嘱和护理常规，关心患者局部的症状，忽略了人的整体性。

（2）以患者为中心的护理阶段（20 世纪 40 年代至 20 世纪 70 年代）：确立了人是一个整体的概念。世界卫生组织（WHO）提出了新的健康观，新的"生物-心理-社会医学模式"的产生，新的工作方式护理程序的提出，都为护理的变革提供了理论依据。护理的工作方法与内容是按照护理程序对患者实施整体护理，但护理的研究内容仍局限于患者，工作场所限于医院内。

（3）以人的健康为中心的护理阶段（20 世纪 70 年代至今）：1977 年 WHO 提出"2000年人人享有卫生保健"的目标，对护理学的发展起到了非常重要的作用。护理的工作范围由患者扩展到了对所有人、生命周期的所有阶段的护理，护理工作场所不再局限于医院，而是扩展到社区和家庭。护理工作方法与内容是按照护理程序实施以人为中心的整体护理。

3. **南丁格尔的贡献** 南丁格尔首创了科学的护理专业，在 1854—1856 年克里米亚战争中，使伤员的病死率由 50%下降到 2.2%。1860 年南丁格尔在英国创办了世界上第一所正式的护士学校——南丁格尔护士训练学校，为护理教育奠定了基础。最著名的著作是《护理札记》和《医院札记》，奠定了护理是一门科学的认识基础。英国政府于 1907 年授予南丁格尔最高国民荣誉勋章。南丁格尔于 1910 年逝世，1912 年国际护士会确定将南丁格尔的诞辰日5 月 12 日作为国际护士节。同年国际红十字会建立了南丁格尔基金，并于 1912 年在伦敦首次颁发南丁格尔奖。

二、中国护理学发展

1. **近代护理学发展** 中国近代护理事业的发展是在鸦片战争前后，1835 年在广州开设了第一所西医医院。1888 年在福州开办了我国第一所护士学校。1909 年在江西牯岭成立了"中华护士会"，1936 年改为"中华护士学会"，自 1964 年改为中华护理学会。1954 年创刊《护理杂志》，1981 年更名为《中华护理杂志》。

2．现代护理学的发展

（1）<u>1950 年第一届全国卫生工作会议将中等专业教育作为培养护士的唯一途径</u>，将护士教育列为中等专业教育。1983 年，<u>天津医学院首先开设**护理本科**</u>专业。1992 年，北京医科大学开设了护理学硕士研究生教育，并逐渐在全国建立了数个硕士学位授权点。

（2）自 1950 年以来，临床护理工作一直以疾病为中心，护理技术操作常规多围绕完成医疗任务而制定，医护分工明确，护士为医师的助手，护理工作处于被动状态。随着我国的改革开放，逐渐引入整体护理。护理工作的内容和范围不断扩大。

（3）1982 年，国家卫生计生委（2013 年前称国家卫生部）医政司设立了护理处，负责统筹全国护理工作，制定有关政策法规。**<u>1993 年 3 月卫生部</u>**颁发了我国第一个关于护士执业和注册的部长令和《中华人民共和国护士管理办法》，<u>1995 年 6 月首次举行全国范围内的护士执业考试</u>，考试合格获执业证书方可申请注册，护理管理工作开始走向法制化轨道。

（4）1990 年以后，随着高等护理教育培养的学生进入临床、教育和管理岗位，护理研究有了较快的发展。

三、护理学的任务、范畴及护理工作方式

1．**护理学的任务**　保护人民健康、防治重大疾病、控制人口增长、提高人口健康素质，解决卫生保健问题。护士需要帮助人群解决 4 个与健康相关的问题：促进健康、维持健康、恢复健康、减轻痛苦。

2．**护理学的范畴**

（1）理论范畴：①从研究单纯的生物的人向研究整体的人、社会的人转化；②研究护理学在社会中的作用、地位和价值，研究社会对护理学发展的促进和制约因素；③护理界将这些理论用于临床护理实践，提高护理质量、改善护理服务；④护理交叉学科和分支学科相互渗透。

（2）临床实践范畴：<u>主要包括临床护理、社区护理、护理管理、护理研究和护理教育 5 个方面。</u>

①临床护理：<u>临床护理服务的对象是患者，</u>包括**基础护理和专科护理**。基础护理主要应用护理学的基本理论知识、基本实践技能、基本态度方法，结合患者的生理、心理及治疗康复的需要，满足患者的基本需求。专科护理则应用护理学和相关学科的理论，结合临床专科患者的特点、诊疗要求，为患者提供身心的整体护理。

②社区护理：社区的护理实践属于全科性质，是针对整个社区人群实施连续及动态的健康服务。

③护理管理：运用管理学的理论和方法，对护理工作的诸要素——人、物、财、时间、信息，进行科学的计划、组织、指挥、协调和控制，以确保护理服务正确、及时、安全、有效。

④护理研究：是推动护理学科发展，促进护理理论、知识、技能更新的有效措施。<u>护理学的发展必须依靠护理科研。</u>

⑤护理教育：护理教育分为基本护理教育、毕业后护理教育和继续护理教育三大类。

3．护理工作方式

（1）**个案护理**：由专人负责实施个体化护理，一名护理人员负责一位患者全部护理的护理工作方式。这种护理方式，护士责任明确，并负责完成其全部护理内容，能掌握患者全面情况，但耗费人力。

（2）**功能制护理**：以工作为导向，按工作内容分配护理工作，护士分工明确，易于组织管理，节省人力。

（3）小组制护理：以小组形式（3～5 位护士）对一组患者（10～20 位）进行整体护理。

（4）**责任制护理**：由责任护士和辅助护士按护理程序对患者进行全面、系统和连续的整体护理。

（5）综合护理：它融合了责任制护理及小组护理的优点，是一种通过最有效地利用人力资源，最恰当地选择并综合应用上述几种工作方式的工作方式。

四、护士素质

1．含义　真正含义不是要用某些条条框框把一位护士的发展方向、行为准则、提供护理的方法加以限制，而是要养成他（她）们既能顺利适应**护理工作**，又能充分体现个人价值和创造力的一种能力。

2．基本内容　思想道德素质、科学文化素质、专业素质、体态素质和心理素质。护士必须身体健康、功能健全、精力充沛，仪表文雅大方，举止端庄稳重，待人热情真诚，并养成个人的和集体的卫生习惯。

五、护士的行为规范

1．仪表　指人的衣着服饰、仪容和姿态。

（1）服饰：护士的工作服要求平整、简洁、大方，护士鞋颜色以白色或乳白色为主，软底防滑，平跟或坡跟；袜子应该是单色的，为白色或肉色；工作时间不宜佩戴过分夸张的饰物，饰物以少、精为原则。

（2）仪容：自然、清新、文雅，可化淡妆。

（3）姿态：基本姿态应体现文雅、柔和、健康、大方。

①站姿：上身和双腿挺直，双手在身体两侧自然下垂或在体前交叉，收腹挺胸，下颌内收，两眼平视，两足跟并拢，足尖分开。

②坐姿：上半身挺直，两肩放松，下颌内收，颈要直，背部与大腿呈直角，双膝并拢，双手自然放在腿上，双足并拢或一前一后。

③行姿：上身挺直，抬头挺胸，收腹，两臂自然摆动，足尖在正前方直线行走，步幅小而均匀，步速稍快。

2．护士的语言行为　人与人交往中，约有 35% 运用**语言性沟通**。

（1）护士语言的基本要求

①**规范性**：语言内容要严谨、高尚、符合伦理道德原则、具有教育意义。语言表达清楚，措辞准确等。

②**情感性**：语言应融入爱心、同情心、真诚相助的情感。

③**保密性**：护士必须尊重患者的知情权和隐私权。

（2）日常护理用语：包括招呼用语、介绍用语、电话用语、安慰用语和迎送用语等。

（3）护理操作用语

①操作前的解释：解释操作目的、方法、患者的准备工作和操作中患者可能产生的感觉。

②操作中的指导：具体交代患者配合的方法，使用安慰性语言及鼓励性语言，转移其注意力和增强信心。

③操作后的嘱咐：询问患者的感觉，交代注意事项，感谢患者的配合。

试题精选

1. 遇到灾难事故，护理人员主动提出到救灾第一线去工作，这体现护理人员

A. 良好的科学文化素质

B. 扎实的专业理论知识

C. 规范的实践操作能力

D. 崇高的职业道德素质

E. 具备评判性思维能力

答案：D

2. 病区护理管理的核心是

A. 护理质量管理

B. 患者管理

C. 病区环境管理

D. 探视的管理

E. 陪护的指导与管理

答案：A

3. 国际护士会将5月12日定为国际护士节，因为它是南丁格尔

A. 创办第一所护士学校的日期

B. 出生的日期

C. 逝世的日期

D. 获最高国民荣誉勋章的日期

E. 接受英国政府颁奖的日期

答案：B

4. 世界上第一所护士学校成立于

A. 1860 年

B. 1888 年

C. 1907 年

D. 1912 年

E. 1964 年

答案：A

5. 首次颁发南丁格尔奖是在

A. 1860 年

B. 1888 年

C. 1907 年

D. 1912 年

E. 1920 年

答案：D

6. 我国将护士教育列为中等护理专业教育的时间是

A. 1938 年

B. 1943 年

C. 1910 年

D. 1950 年

E. 1985 年

答案：D

7. 患者，女，58 岁。直肠癌晚期进行化疗，需定期测血常规。护士再次采血时患者拒绝，并说"我太瘦了，血都快没了，不采了！"此时护士最适宜的回答是

A. "您怎么这么不听话啊？采血不是为了你好吗？"

B. "那您找你主治医生去吧！他若同意不化验就行"

C. "不采就算了，反正您的血管也不好扎"

D. "采血是为了监测您的病情，必须得采。"

E. "采血是为了更好地为您治疗，请您配合好吗？"

答案：E

第2单元　护理学基本概念

护理学的基本概念是人、健康、环境和护理，它被公认为是影响和决定护理实践的四个最基本的概念。这四个概念的核心是人。

一、人

（一）人是一个统一的整体

1. **整体的概念**　整体，是指按一定方式、目的有秩序排列的各个个体（要素）的有机集合体。人是生理、心理、社会、精神、文化的统一整体，它们之间相互作用，互为影响，其中任何一方面的功能变化均可在一定程度上引起其他方面功能的变化；而人体各方面功能的正常运转，又能有力地促进人体整体功能的最大发挥，从而使人获得最佳的健康状态。

2. **人是一个开放系统**　根据一般系统论原则，人作为自然系统中的一个次系统，是一个开放系统，人既能影响环境同时又受到环境的影响，人与其周围环境之间进行着物质、能量和信息的交换。其基本目标是保持机体内环境的稳定和平衡，以便适应外环境的变化。

3. **护理中人的范围**　护理工作的对象是人。护理的服务对象既包括个人、家庭、社区和社会4个层面，也包括从婴幼儿到老年人整个生命过程。护理的最终目标不仅是维持和促进个体高水平的健康，而且更重要的应是面向家庭、面向社区，最终达到提高整个人类社会的健康水平。

（二）人的基本需要

1. **概念**　需要又称需求，护理理论家奥兰多（Orlando）认为，需求是"人的一种要求，它一旦得以满足，可即刻消除或减轻其不安与痛苦，维持良好的自我感觉"。

人的基本需要指个体为了维持身心平衡并求得生存、成长与发展，在生理和心理上最低限度的需要。它包括生理的、社会的、情感的、知识的及精神的需要。

2. **内容**

（1）生理性需要：指维持人正常生理功能的所有需要，如呼吸、食物、排泄、睡眠、休息等。

（2）社会性需要：指个人与社会中其他人或集体互动的需要，如沟通交流、朋友交往等。

（3）情绪性需要：指人有表达自身所体验的喜、怒、哀、乐的各种情绪的需要。

（4）知识性需要：指个体在认知、思想与理性方面的需要，如学习、探究事物真相、思考问题等。

（5）精神性需要：指有关人在精神信仰、精神依托与精神支持方面的需要，如祈祷、宗教信仰、佩戴吉祥物等。

3．特性

（1）人类的基本需要大致相同：无论是古代人还是现代人，西方人还是东方人，其基本需要都是大致相同的。

（2）每种需要的重要性可因人而异：受个人的期望、社会文化、基本的健康状况及个人身心发展程度等影响。

（3）各种需要相互联系、相互作用：一般来说，生理性需要的满足可促进知识性或社会性需要的满足，而精神性需要的满足又可促进生理功能的良好状态。

4．影响基本需要满足的因素 生理因素、情绪因素、知识与智力因素、社会因素、环境因素、个人因素、文化因素。

（三）人的成长与发展

1．概念

（1）成长：指个体在生理方面的量性增长。常用的人体可测量性生长指标，有身高、体重及年龄等。

（2）发展：是生命过程中一种有顺序的、可预测的功能和技巧的演变过程。发展是一个人在质方面的改变，很难用量化的方法来衡量，它包括情感、认知、心智、道德、能力等多方面的变化，是一个人学习的结果和成熟的标志。

（3）成熟：狭义的成熟指人体生理上的改变过程，一般受个体遗传因素的影响。广义的成熟指一个人在能力上的增进或老化过程，是成长和发展的综合结果，它包括生理、心理、社会、文化等多方面的改变。成熟是一种相对的概念，是相对某一生命阶段中是否完成相应的成长与发展任务的衡量指标。

2．内容 生理方面、认知方面、社会方面、情感方面、精神方面、道德方面。

3．基本原则

（1）成长与发展是按持续的、有顺序的、有规律的和可预测的方式进行的。如生理发展中的头尾顺序与近远顺序；心理的发展也按一定的顺序进行，如弗洛伊德与艾瑞克森的理论。

（2）每个人都要经过相同的各个发展阶段。

（3）每个人的发展都有其独特的个性，是按自己独特的方式和速度通过各发展阶段的。这是由个人特有的遗传基因及与环境的互动所决定的。

（4）每个发展阶段各具有一定的特征，并都有一定的发展任务。

（5）每个人基本的态度、气质、生活方式和行为等都会受到婴幼儿期发展的影响。

（6）发展是通过逐步的成熟和不断的学习而获得的。因此，遗传和环境是个人发展的重要因素，儿童必须到达一定的成熟度才会学习。

4．影响成长与发展的因素

（1）遗传因素：遗传是影响人类成长与发展的重要因素之一。

（2）环境因素：环境是另一个影响人类发展的重要因素。包括：①家庭。家庭是人自出生后与其接触最多、关系最密切的一个环境。②学校。学校是提供正规教育及社会化的场所。人一生的前段时期大都是在学校度过的，而这段时间又是个体迅速成长的时期。此外学校还可帮助个体建立与家庭成员以外的人际关系如同学关系、师生关系。

此外，宗教、文化、社会、学习及生活经验等因素也影响个体的成长与发展。

（四）人的自我概念

1．概念　自我概念是指一个人对自己的看法，即个人对自己的认同感。自我概念不是与生俱来的，它是随着个体与环境的不断互动，综合环境中其他人对自己的看法与自身的自我觉察和自我认识而形成的。一般而言，自我概念是基于对自身的工作能力、解决问题的能力、认知功能、自身形象和外在吸引力、是否受人喜欢与尊重、经济状况等方面的感知和评价而产生的。

2．组成　北美护理诊断协会（NANDA）认为，**自我概念**由四部分组成，即身体心象、角色表现、自我特征和自尊。

（1）身体心象：指个体对自己身体的感觉和看法。

（2）角色表现：角色是对一个人在特定的社会体系中所处的位置的行为要求和行为期待。

（3）自我特征：是个人对自身的个体性与独特性的认识。人们通常以姓名、性别、年龄、职业、婚姻状况及教育背景等来确定自己的身份和特征。自我特征也包括个人的信念、价值观、性格与兴趣等。

（4）自尊：指个人对自我的评价。在个体与环境的互动中，若个人的行为表现达到别人所期望的水平，受到了他人的肯定和重视，其自尊自然会提高。

二、健康

1．健康的概念　对健康概念的认识，归纳起来，其演变过程是：①没有疾病就是健康；②生理、心理健全就是健康；③完整的生理、心理状况和良好的社会适应能力就是健康。

1948 年 WHO 将健康定义为**"健康不仅是没有疾病和身体缺陷，还要有完整的生理、心理状态和良好的社会适应能力"**。健康是动态的连续变化的过程。健康和疾病是生命连续体中的一对矛盾，没有明显的界限，是相对而言的，在一定条件下可以相互转换。没有绝对的健康，也没有绝对的疾病，健康是因人而异的。护理的功能是促进个体和群体向极佳健康状态发展，并贯穿于生命的整个过程。

2．健康的模式

（1）健康-疾病连续体模式：人们不断地适应着内、外环境的变化，同时，每个人的健康都是一个持续变化的状态，每个人的健康状况都处于这一线性体两端之间的某一位点上，并处于动态变化中。

（2）健康信念模式：该模式的发展为探讨健康信念对人们行为的影响提供了理论框架。强调信念是人们采取有利于健康的行为基础。健康信念模式由三部分组成：个人感知、修正因素、行为可能性。

（3）健康促进模式：该模式解释了除预防特定疾病的健康行为以外的其他健康行为，是对健康信念模式的补充。由三部分组成：认知-知觉因素、修正因素和健康促进行为产生的可能性因素。

（4）整体健康模式：该模式主要是为了营造一个促进最佳健康的情境。该模式认为护理对象是自身的健康专家，在这种模式中护理人员应鼓励护理对象参与护理，只有这样才能自己控制自己的健康与疾病。

（5）其他新的健康模式：健康-疾病模式、个体-社区模式、健康恢复/失调模式。

3．影响健康的因素

（1）环境因素：环境是人类赖以生存和发展的社会和物质条件的总和。它对人类健康影响极大，除一些遗传性疾病外，所有疾病或多或少与环境相关。①自然环境因素。②社会环境因素：政治制度、社会经济因素、文化教育因素。

（2）生物学因素：遗传因素是影响人类健康的一大因素；心理因素：消极的心理因素可引发许多疾病，祖国医学早就有"喜伤心、怒伤肝、思伤脾、忧伤肺、恐伤肾"之说。

（3）生活方式：是指人们长期受一定文化、民族、经济、社会、风俗、规范特别是家庭影响而形成的一系列生活习惯、生活制度和生活意识。美国科学家提出良好的生活习惯包括：①不吸烟；②不酗酒；③节制饮食，控制热量、脂肪、盐与糖的摄入；④适当锻炼；⑤定期体检；⑥遵守交通规则，使用安全带。

我国科学家提出的良好生活习惯包括：①心胸豁达、乐观；②劳逸结合、坚持锻炼；③生活规律，善用闲暇；④营养得当；⑤不吸烟、不酗酒；⑥家庭和谐、适应环境；⑦与人为善、自尊自重；⑧爱清洁、注意安全。

（4）获得保健设施的可能性：卫生保健设施因素包括医疗保健网络是否健全，医疗保障体系是否完善及群体是否容易获得及时有效的卫生保健和医护等方面的照顾。

三、环境

环境是人类生存和生活的空间，指与人类的一切生命活动有着密切关系的各种内、外环境。人的环境包括内环境和外环境。环境具有复杂性和可变性，现代护理学认为人与环境之间是相互影响的，护理不仅要帮助人们适应环境，同时还要创造适于人们生活和休养的环境，以促进、恢复和保持人们的健康。

1．环境的概念　是人类进行生产和生活的活动场所，是人类生存和发展的基础。机体与环境之间不断进行着能量和物质的交换。护理前辈对环境的定义如下。

（1）南丁格尔认为："环境是影响生命和有机体发展的所有的外界因素的总和，这些因素能够缓解或加快疾病和死亡的过程。"

（2）美国护理学家韩德森认为："环境是影响机体生命与发展的所有外在因素的总和。"

（3）护理理论家罗伊认为："环境是围绕和影响个人或集体行为与发展的所有外在因素的总和。"

2．环境的分类　内环境和外环境。

（1）内环境：生理环境和心理环境。

（2）外环境：自然环境和社会环境。

①自然环境：指人类周围的环境，包括生活和生态环境。生活环境是与人类密切相关的环境，如空气、水、食品、交通、住房等；生态环境是指与人类生活较远的，如气候条件、生物条件等。

②社会环境：包括的内容很多，如社会交往、人的生活习惯、社会背景、文化等。人们生活在社会中就会有人与人之间的交往，这种交往使人们在这个过程中产生温暖感、满足感、获得自信等。

（3）治疗性环境是专业人员在以治疗为目的的前提下创造的一个适合患者恢复身心健康

的环境。治疗性环境要考虑两个主要的因素：舒适和安全。

舒适：首先来自于医院良好的物理环境，包括①**温度**，适宜温度是 18~22℃，新生儿及老年患者，室温保持在 22~24℃为佳。②**湿度**，适宜湿度 50%~60%为宜（相对湿度）。③**通风**，一般通风 30 分钟即可达到置换室内空气的目的。④**空间**，病床之间的距离不得少于 1m。⑤**噪声**，医院白天病区较理想的噪音强度在 35~45dB。噪声强度在 50~60dB 时，即能产生相当的干扰。当其高达 120dB 以上，可造成高频率的听力损失，甚至永久性失聪。长时间处于 90dB 以上高音量环境中，能导致耳鸣、血压升高、血管收缩、肌肉紧张，以及出现焦躁、易怒、头痛、失眠等症状。工作人员应做到"四轻"：说话轻、走路轻、操作轻、关门轻。

安全：治疗性环境应关注患者的安全，这就要求医院在建筑设计、设施配置、治疗护理过程中，各部门相关人员均应有安全防护意识，以防意外事件的发生。如设有防火装置、紧急供电装置，配有安全辅助用具（如拐杖、轮椅、床档、带扶栏的浴缸、马桶等），治疗用热（冷）过程中防烫（冻）伤等。此外，也包括微生物方面的安全性，要求医院中设有院内感染控制小组，定期对医院空气、物体表面及无菌物品等进行细菌监测，以防院内感染的发生。

3．环境与健康

（1）自然环境因素对健康的影响：自然气候的影响；地形地质的影响；环境污染的影响：大气污染，水污染，土壤污染，吸烟的污染，辐射，室内空气污染。

（2）社会环境因素对健康的影响：对健康有影响的社会环境因素，有社会经济、社会阶层、社会关系、文化因素、生活方式和卫生服务。

四、护理

1．**护理的概念** 护理原意是"养育、保护、照料"等。1980 年美国护士学会（ANA）将护理（nursing）定义为："护理是诊断和处理人类对现存的和潜在的健康问题的反应。"在这门科学中护士运用护理程序和科学方法来实现"促进健康、预防疾病、恢复健康、减轻痛苦"4 项基本职责；帮助生活在各种不同环境中的人与环境之间保持平衡，满足人的基本需要。护理学的 4 个基本概念指的是人、环境、健康、护理。

2．**护理的内涵** 尽管护理在近 100 年来发展迅猛，变化颇大，然而它所具有的一些基本内涵，即护理的核心却始终未变，它们包括以下几个部分。

（1）**照顾**：照顾是护理的核心和永恒的主题。纵观护理发展史，无论在什么年代，无论是以什么样的方式提供护理，照顾（患者或服务对象）永远是护理的核心。

（2）**人道**：护士是人道主义忠实的执行者。在护理工作中提倡人道，首先要求护理人员视每一位服务对象为具有人性特征的个体，为具有各种需求的人，从而尊重个体，注重人性。提倡人道，也要求护理人员对待服务对象一视同仁，不分高低贵贱，无论贫富与种族，积极救死扶伤，为人们的健康服务。

（3）**帮助性关系**：是护士用来与服务对象互动以促进健康的手段。我们知道，护士与患者的关系首先是一种帮助与被帮助、服务者与顾客（或消费者）之间的关系，这就要求护理人员以自己特有的专业知识、技能与技巧提供帮助与服务，满足其特定的需求，与服务对象建立起良好的帮助性关系。但护士在帮助患者的同时也从不同的患者那里深化了自己所学的知识，积累了工作经验，自身也受益匪浅，因此，这种帮助性关系其实也是双向的。

（4）护理是一个过程，其方法是护理程序，这个过程由一系列有序的步骤组成，包括评估、诊断、计划、实施和评价。护理程序使护士有针对性地收集患者资料，分析患者问题，提出个性化解决方案，从而可以最大限度地避免治疗和护理的风险，因此它是一种科学地解决问题的方法，其目的就是解决患者的健康问题。

3. 整体护理　整体护理译自英文 holistic nursing，基本含义是护理人员视服务对象为一个功能整体，在进行护理服务时，应提供生理、心理、社会、精神、文化等方面的全面帮助和照顾。整体护理是一种护理观，其宗旨是以护理对象为中心，根据护理对象的需求和自身特点，运用护理程序的理论和方法，提供系统、全面、有针对性的护理照顾，从而解决护理对象现存的或潜在的健康问题，达到恢复健康、增进健康的最终目的。

整体护理是一种护理观，**其宗旨**是以护理对象为中心，根据护理对象的需求和自身特点，运用护理程序的理论和方法，提供系统、全面、有针对性的护理照顾，从而解决护理对象现存的或潜在的健康问题，达到恢复健康、增进健康的最终目的。整体护理的概念是：以人为中心，以护理程序为基础，以现代护理观为指导，实施身心整体护理。整体护理包括①护理工作不再是单纯地针对患者的生活和疾病的护理，而是延伸到照顾和满足所有群体的生活、心理、社会方面的需要；②护理服务的对象从患者扩展至健康人群；③护理服务贯穿于人生命的整个过程；④护理不仅仅服务于个体，同时面向家庭、社区，更加重视自然和社会环境对人类健康的影响。

人、环境、健康、护理是护理理论与实践的**4个基本概念**，是组成护理的组织纲要，是护理的宗旨性基本概念，其中**人是4个概念的核心**，也是护理实践的核心。护理对象存在于环境中并与环境相互影响；健康为机体处于内、外环境平衡，多层次需要得到满足的状态。护理的任务是作用于护理对象和环境，为护理对象创造良好的环境，帮助其适应环境，从而达到最佳的健康状态。

📋 试题精选

1. 不属于护理理论4个基本概念的是
A. 人
B. 健康
C. 保健
D. 环境
E. 护理
答案：C

2. 护理理论4个基本概念的核心是
A. 护理
B. 健康
C. 疾病
D. 环境
E. 人
答案：E

3. 以人为中心，以护理程序为基础，以现代护理观为指南，对人实施从生理、心理和社会各个方面的护理，从而使人达到最佳健康状况的护理是
A. 个案护理
B. 功能制护理
C. 小组护理
D. 责任制护理
E. 整体护理
答案：E

4．WHO 对健康定义的说法是除无躯体疾病外还要有

A．完整心理状态和良好社会适应能力

B．良好的生理、心理及适应环境的动态平衡状态

C．人和环境协调一致和良好的社会适应能力

D．完整的生理、心理状态和良好的社会适应能力

E．良好的心理状态和适应复杂环境变化能力

答案：D

第 3 单元　护理学相关理论

一、系统论

1．**概念**　系统论作为一种科学术语、一种理论，源于美籍奥地利生物学家贝塔朗菲（Bertalanffy）。1937 年，他第一次提出了"一般系统论"的概念。1968 年，他发表了《一般系统论——基础、发展与应用》，为系统科学提供了纲领性的理论指导。

（1）系统指由若干相互联系、相互作用的要素所组成的具有一定功能的有机整体。这个定义涵盖了双重意义：一是指系统是由一些要素（次系统）所组成，这些要素间相互联系、相互作用；二是指系统中的每一个要素都有自己独特的结构和功能，但这些要素集合起来构成一个整体系统后，它又具有各孤立要素所不具备的整体功能。系统的基本属性包括整体性、相关性、动态性、目的性、层次性。

（2）系统论是研究自然、社会、人类思维领域及其他各种系统、系统原理、系统联系和发展规律的学科。根据系统论的观点，<u>护理的服务对象——人</u>，是一个系统，由生理、心理、社会、精神、文化等部分组成，同时人又是自然和社会环境中的一部分。人的健康是内环境的稳定及内环境与外环境间的适应和平衡。

（3）<u>一般系统论</u>是关于次系统与超系统的学说，指出一个系统是由许多相互关联、相互作用的要素组成的整体，每个要素都具有其独特的功能，系统本身具有整体功能，且几个系统可联合成更大系统，系统是按复杂程度的层次排列组织的。较简单、低层次的系统称为次系统，较复杂、高层次的系统称为超系统。

2．**系统的基本属性**

（1）**整体性**：主要表现为系统的整体功能<u>大于</u>系统各要素功能的总和。系统的整体功能建立在系统要素功能基础之上，要增强系统的整体功效，就要提高每个要素的素质，充分发挥每个要素的作用。

（2）**相关性**：<u>是指系统各要素之间是相互联系、相互制约的</u>，其中任何一个要素发生了功能或作用的变化，都要引起其他各要素乃至整体系统功能或作用的相应变化。

（3）动态性：是指系统随时间的变化而变化，系统的运动、发展与变化过程是动态性的具体反映。如系统为了生存与发展，需要不断调整自己的内部结构，并不断与环境进行互动。

（4）目的性：任何系统都有自身特定的目的。系统通过与环境相互作用及各要素间的相互协调，不断调整自己的内部结构以适应环境的需要。

（5）层次性：任何系统都是有层次的。对于某一系统而言，它既是由一些次系统（要素）组成的，同时，它自身又是更大系统的超系统（要素）。系统的层次性存在着支配与服从的关系。高层次支配着低层次，起着主导作用；低层次从属于高层次，它往往是系统的基础结构。

3．**系统论在护理中的应用**

（1）促进整体护理思想的形成：根据一般系统论的观点，当机体的某一器官或组织发生病变，表现出疾病征象时，不仅需要提供疾病护理，而且还应提供包含生理、心理、社会等要素的整体性照顾。因此，一般系统论促进整体护理思想的形成。

（2）作为护理理论或模式发展的框架。许多护理理论家应用一般系统论的观点，作为发展护理理论或模式的**基本框架**，如罗伊的适应模式、纽曼的系统模式等。

二、成长与发展理论

1．弗洛伊德的性心理学说　弗洛伊德（Sigmund Freud），奥地利神经科医生，被誉为"现代心理学之父"，他通过精神分析法观察人的行为，创建了性心理学说。弗洛伊德学说包含三大理论要点。

（1）弗洛伊德的意识层次理论：弗洛伊德认为意识是有层次的，分为意识、前意识和潜意识。

（2）弗洛伊德的人格结构理论：本我是人格最主要的部分，自我是大脑中作用于本我与外部世界的一种特殊结构，其功能是在本我的冲动和超我的控制发生对抗时进行平衡。超我为维持社会准则的一种特殊结构，属良心和道德范畴。

（3）弗洛伊德的人格发展理论：他将性心理发展分为 5 个阶段。

①口欲期：1 岁以前，此期原欲集中在口部。原欲是一种原始本能冲动。婴儿的吸吮和进食欲望若能得到满足，可带来舒适和安全感；若未得到满足或过于满足则会造成人格的固结现象，从而出现日后的吮手指、咬指甲、吸烟、酗酒等。

②肛门期：1～3 岁，此期原欲集中在肛门区。健康的发展建立在控制排便所带来的愉快经历上，从而养成讲卫生、有秩序的习惯和能控制自己。

③性蕾期：3～6 岁，此期原欲集中在生殖器。孩子最初的性情感是向双亲发展的，男孩通过恋母情结而更喜欢母亲，而女孩则通过恋父情结偏爱父亲。健康的发展在于与同性别的父亲或母亲建立起性别认同感。

④潜伏期：6 岁至青春期，此期孩子把性和攻击的冲动埋在潜意识中，而将精力集中在智力和身体活动上。

⑤生殖期：青春期开始后原欲又重新回到生殖器。但青年人已将注意力从双亲转移到自己所喜爱的性伴侣身上，而建立起自己的生活。

2．艾瑞克森的心理-社会发展学说　艾瑞克森认为人格的各部分分别是在发展的各阶段形成的，个体应通过所有这些阶段发展成一个完整的整体。艾瑞克森将人格发展分为 8 个阶段，每一时期各有一主要的心理-社会危机要面对（表 3-1）。解决得愈好就愈接近正性，也就愈能发展成健康的人格。

第 1 阶段：婴儿期（口感期），基本的信任对不信任（0～1 岁或 1 岁半）；正性解决指标是学会相信别人。

第 2 阶段：幼儿期（肛-肌期），自主对羞怯、怀疑（1 或 1 岁半至 3 或 4 岁）；正性解决指标是学会自控而不失自尊，能与人共处。

第 3 阶段：学龄前期（生殖运动期），主动对内疚（3、4 岁至 5、6 岁）；正性解决指标是敢于有目的地去影响和改变环境，并能评价自己的行为。

第 4 阶段：学龄期（潜在期），勤奋对自卑（6～11 岁）；正性解决指标是求得创造与自我发展，并能控制自己的世界。

第5阶段：青春期（12~18岁），自我认同对角色混乱。正性解决指标是有自我认同感及发展自身潜能的计划。

第6阶段：青年期，亲密对孤独（成年早期）；正性解决指标是与异性建立起亲密关系，对工作与家庭尽职尽责。

第7阶段：成年期，创造对停滞（成年期）；正性解决指标是富有创造性，生活充实，关心他人。

第8阶段：老年期，完善对失望（成熟期）；危机处理是否恰当将导致正性或负性的社会心理发展结果。解决得越好就越接近正性，也就越能发展成健康的人格。

运用艾瑞克森学说，护理人员可通过评估患者所表现出的正性或负性危机解决指标，分析在其相应的发展阶段上的心理-社会危机解决情况，给予相应的护理。

表3-1 艾瑞克森的心理社会发展过程

阶段	年龄	危机	正性解决指标	负性解决指标
婴儿期（口感期）	出生~18个月	相信对不相信	学会相信别人	不信任、退缩或疏远别人
幼儿期（肛-肌期）	18个月至3岁	自主对羞愧	学会自控而不失自尊，能与人共处	时常出现过度自我约束或依从别人的行为
学龄前期（生殖运动期）	3~5岁	主动对内疚	敢于有目的地去影响和改变环境，并能评价自己的行为	缺乏自信，态度消极，怕出错，过于限制自己的活动
学龄期（潜在期）	6~12岁	勤奋对自卑	求得创造与自我发展，并能控制自己的世界	对自己失望，并从学校的学习及同学的交往中退缩下来
青春期	12~18岁	自我认同角色紊乱	有自我认同感及发展自身潜能的计划	角色模糊不清，难以进入角色要求
青年期	18~25岁	亲密对孤独	与异性建立起亲密关系，对工作与家庭尽职尽责	缺乏人际交往，逃避工作或家庭中的责任
成年期	25~65岁	繁殖对停滞	富有创造性，生活充实，关心他人	纵容自己，自私，缺乏责任心与兴趣
老年期	65岁以上	完善对失望	感到一生值得，能乐观对待死亡	失望感，鄙视他人

3．皮亚杰的认知发展学说 皮亚杰认为儿童思维的发展并不是由教师或父母传授给儿童的，而是通过儿童主动与环境相互作用，主动寻求刺激、主动发现的过程。认知发展过程分为4个阶段。

（1）感觉运动期：0~2岁，思维的特点是婴幼儿通过其身体的动作与感觉来认识周围的世界。

（2）运思期：2～7 岁，此期儿童的思维发展到了使用符号的水平，但思维尚缺乏系统性和逻辑性，以自我为中心，观察事物时只能集中于问题的一个方面而不能持久和分类。

（3）具体运思期：7～11 岁，此期儿童摆脱了以自我为中心，能同时考虑问题的两个方面或更多方面，想法较具体，开始具有逻辑思维能力。

（4）形式运思期：12 岁以后，此期青年人思维迅速发展，进入纯粹抽象和假设的领域。

皮亚杰的认知发展阶段学说被护理工作者广泛用在对儿童的教育及与儿童的沟通上。如在儿童教育方面提倡启发式教学，为儿童设定具体问题让其自己去解决，避免灌输式教学；又如在与儿童沟通时应注意避免使用抽象难懂的词句，从而达到有效的沟通。

三、人的基本需要层次论

1．内容　马斯洛将人的基本需要按其重要性和发生的先后次序排列成 5 个层次，并用"金字塔"形状来加以描述，形成人的基本需要层次理论。

（1）生理需要：是人类求生存的基本需要。是人类与生俱来的最基本的维持生命与生存的需要，包括空气、水分、食物、排泄、休息、睡眠等。生理需要位于"金字塔"形需要层次的最底部，是需要首先给予满足的需要。

（2）安全需要：生理需要一旦得到满足，安全的需要便愈发强烈。安全需要包括生理安全和心理安全。前者指个体需要处于一种生理上的安全状态，以防身体上的伤害或生活受到威胁。如行动不便者以拐杖助行，视力欠佳者配戴眼镜以矫正视力等。后者指个体需要有一种心理上的安全感觉，避免恐惧、害怕、焦虑等的发生。

（3）爱与归属的需要：它包括给予和得到两个方面。如人们更喜欢在熟悉的环境下生活，希望工作中良好的人际关系，祈求万事如意等，即个体需要去爱和接纳别人，同时也需要被别人爱，被集体接纳，以建立良好的人际关系。

（4）尊重的需要：处于需要的第四层次。自尊有双重含义，即自尊和受他人尊敬。自尊视自己为一个有价值的人；被他人尊敬是得到他人的认同与重视。

（5）自我实现的需要：指个人的潜能得到充分发挥，实现自己在工作及生活上的愿望，并能从中得到满足。它是最高层次的基本需要，是当所有较低层次的需要均获得满足后，方可达到的境界。

2．一般规律

（1）这些需要是人类普遍存在的。

（2）一般情况下，生理需要是最重要的，只有它得到满足之后，人才得以生存，然后才能考虑其他的需要。

（3）有些需要需立即和持续予以满足（如空气），而有些需要可以暂缓（如食物、睡眠），但它们最终是需要得到满足的。

（4）通常是在一个层次的需要被满足之后，更高一层次的需要才出现，并逐渐明显。

（5）各需要层次间可相互影响，如有些高层次需求并非生存所必需，但它可促进生理功能更加旺盛。

（6）随着需要层次的向上移动，各种需要的意义是因人而异的，它是受个人愿望、社会文化影响，受个人心身发展所决定的。

（7）需要层次越高，满足的方式越有差异。如对空气、水分的满足方式人人相同，而满足自我实现的方式却因人而异。

3．需要层次论在护理中的应用

（1）识别服务对象未满足的需要，这些未满足的需要就是护士需要提供帮助和解决的护理问题。

（2）能更好地领悟和理解患者的言行。

（3）预测患者尚未表达的需要，或对可能出现的问题采取预防性措施。

（4）需要层次论可作为护士评估患者资料的理论框架。借助这个理论，护理人员可有系统地、有条理地收集和整理资料，从而避免资料的遗漏。

（5）按照基本需要的层次，识别护理问题的轻、重、缓、急，以便在制订护理计划时妥善地排列先后次序。

四、压力理论

1．压力与压力源

（1）**压力**：又称应激、紧张。压力是环境中的刺激所引起的人体的一种非特异性反应。这是"压力学之父"塞利（Selye）的观点。他所提出的非特异性反应是指一种无选择地影响全身各系统或大部分系统的反应。

压力是人与环境交互作用出现的一种结果。这是压力学理论家拉扎勒斯（Lazarus）的观点。认为压力是来自环境或内部的压力源的需求超过个人、社会等的适应资源时所产生的结果。

（2）压力源：凡是能够对身体施加影响而促使机体产生压力的因素均称为压力源。生活中常见的压力源有以下几类。

1）生理性压力源：如饥饿、疲劳、疼痛、生病等。

2）心理性压力源：如焦虑、恐惧、生气、挫折、不祥的预感等。

3）社会性压力源：如孤独、人际关系紧张、学习成绩不理想、工作表现欠佳等。

4）物理性压力源：如温度过冷过热、光线过暗过亮、噪声过大等。

5）化学性压力源：如空气、水污染，药物不良反应等。

6）文化性压力源：如人从一个熟悉的文化环境到另一个陌生的文化环境而出现的紧张、焦虑等不适应反应。

2．塞利的压力理论　汉斯·塞利（Hans Selye）是加拿大生理心理学家，代表作《压力》（又译《应激》）。压力是人体应对环境刺激而产生的**非特异性反应**。人体面对压力源产生的非特异性反应就是身体对作用于他的压力源所进行的调整。

由于人体都有一种努力保持体内的平衡状态的倾向，当有任何破坏平衡状态的情况发生时，他总会设法调整机体去适应改变，以避免平衡状态的破坏，因此，人体面对压力源产生的非特异性反应就是身体对作用于他的压力源所进行的调整。

3．压力理论在护理中的应用　①明确压力与疾病的关系。压力理论清楚地揭示了压力与疾病的关系：压力可能成为众多疾病的原因或诱因，而疾病又会对机体构成新的压力源。②帮助护士识别患者压力，进而缓解和解除压力。③帮助护士认识自身的压力，并减轻工作中的压力。

五、角色理论

1．概念　为处于一定社会地位的个体或群体，在实现与这种地位相联系的权利与义务中，所表现出的符合社会期望的模式化的行为。所以，<u>角色是人们在现实生活中的社会位置及相应的权利、义务和行为规范</u>。

2．角色特征

（1）角色之间相互依存，角色在社会中不是孤立存在的，而是与其他角色相互依存，即一个人要完成某一角色，必须有一个或一些互补的角色存在。

（2）社会对每一个角色均有"角色期待"，如学生要有学生的行为准则，教师要有教师的形象。个体根据自身对角色期待的认识与理解而表现出相应角色行为，带有一定的主观性。

（3）多种角色普遍存在，每个人的一生中会获得多种角色，在不同的时间、空间里会同时扮演多种不同的角色。

3．护士角色　护士角色是指护士应具有的与职业相适应的社会行为模式。护士所扮演的多重角色包括如下。

（1）护理者：护士独特的功能就是在人们不能自行满足其基本需要时，提供各种护理照顾，以满足生理、心理、社会、文化、精神等方面的需要。

（2）计划者：护士运用专业知识和技能，收集护理对象的生理、心理、环境、社会状况的资料，评估护理对象的健康状况，提出护理问题，制订切实可行的护理计划，并负责护理计划的实施、评价。

（3）管理者：护士需对日常的护理工作进行合理的组织、协调与控制。作为护理领导者，要管理人力资源、计划资金和物质资源的使用，制订本科室、本单位的发展方向；作为普通护士，要为护理对象制订护理计划、进行沟通交流，使护理对象得到优质服务。

（4）教育者：每个护士都应依据护理对象的不同特点进行健康教育，向其传授日常生活的保健知识、疾病的预防和康复知识，以改善护理对象的健康态度和健康行为，从而获得良好的生活质量。另外，护士之间要互相学习，并参与临床带教，向下一级护士传授理论知识和实践经验。

（5）协调者：护士需联系并协调与之有关人员及机构的相互关系，使诊断、治疗、救助和有关的卫生保健工作得以互相配合、协调。

（6）咨询者：<u>护士应运用治疗性的沟通技巧来解答护理对象的问题、提供有关信息，给予情感支持和健康指导</u>。

（7）维护者：护士有责任帮助患者理解从其他健康服务者那里获得的信息，并维护患者的利益不受侵犯或损害。

（8）<u>研究者和改革者：护士应积极参与护理研究工作，通过科学研究来验证、扩展护理理论和护理实践，改革护理服务方式，发展护理新技术</u>。

4．患者角色

（1）患者角色：就是社会对一个人患病时的权利、义务和行为所做的规范。美国著名的社会学家帕森斯（Parsons）将患者角色概括为 4 个方面。①患者可酌情免除正常的社会角色所应承担的责任，患者可以免除或部分免除其日常的角色行为和所承担的社会责任。②患者对其陷入疾病状态是没有责任的，他们有权利获得帮助。③患者有治好病的义务，有恢复健康的责任。④患者应主动寻求专门技术的帮助。

（2）患者角色的适应：大量的实践表明，当人们从其他角色转变为患者角色，或从患者角色转变为社会角色时，常常在角色适应上出现许多心理和行为上的改变。常见的问题按其行为改变可分为4类。

1）角色行为缺如：指患者没有进入患者角色，<u>不承认自己是患者</u>，不能很好地配合医疗和护理。常发生于由健康角色转向患者角色及疾病突然加重或恶化时，患者自我感觉良好，或认为医生的诊断错误，不但不休息，反而增加活动量，或采取等待观望的态度，认为症状并未严重到需治疗的程度。

2）角色行为冲突：指患者在适应患者角色过程中，与其患病前的各种角色发生心理冲突而引起行为的不协调。常发生于由健康角色转向患者角色时，患者常表现为烦躁不安、茫然或悲伤，是一种视疾病为挫折的心理表现。如正在学习的学生，因担心患病影响学习而出现沮丧、焦虑，不能安静休息，造成患者角色与学生角色的冲突。

3）角色行为强化：指患者安于患者角色，对自我能力表示怀疑，<u>产生**退缩**和**依赖**心理</u>。另外，患病也使患者免除了其原来的社会责任，常发生于由患者角色转向社会角色时，患者常表现为依赖性增强，对承担其他角色感到恐惧不安。

4）角色行为消退：指患者适应患者角色后，由于某种原因，又重新承担起本应免除的社会角色的责任而<u>放弃患者角色</u>。如一位尚需继续医治的母亲由于孩子需要照顾而毅然出院，担负起照顾孩子的责任。

5．角色理论在护理中的应用

（1）患者角色适应不良的护理

1）常规指导：在患者初次入院时护士应进行自我介绍，向患者介绍病区环境、医院管理制度，介绍有关的医务人员和同室病友，消除患者的陌生感和恐惧感，增强充当患者角色的信心。

2）随时指导：患者在住院期间面临各种检查和治疗，往往表现出焦虑、恐惧和不安。护士应正确掌握有关信息，及时进行指导，引导患者树立正确的角色意识，履行角色权利和义务。

3）情感性指导：一些长期住院、伤残或患重病的患者，容易对治疗失去信心、感到痛苦甚至有轻生的念头；有些患者在疾病的恢复期出现患者角色强化。对此，护士应经常与患者沟通，了解患者的情感和情绪的变化，并及时给予帮助，使其达到心理平衡状态。

（2）护士角色的冲突与协调：①通过角色学习、提高角色扮演能力，使护士能较好地实现各种不同角色的期望。②协调护士角色与其他角色的关系，取得家人、朋友等角色伙伴的理解、支持和帮助。③协调角色伙伴的期望，使他们的期望符合护士的实际情况。

📄 试题精选

1. 马斯洛将人的基本需要分为5个层次，由低到高依次为

A. 生理、爱与归属、安全、尊重、自我实现

B. 安全、生理、爱与归属、尊重、自我实现

C. 生理、安全、尊重、爱与归属、自我实现

D. 生理、安全、爱与归属、尊重、自我实现

E. 安全、生理、尊重、爱与归属、自我实现

答案：D

2．患者，男，50 岁，2h 前因突感胸闷，胸骨后疼痛就诊。心电图显示有急性前壁心肌缺血，收入院治疗。护理体检：神志清楚，合作，心率 108 次/分，心律齐。患者目前需满足的需要是

A．生理

B．安全

C．爱与归属

D．尊重

E．自我实现

答案：A

3．有关系统论的描述下列正确的是

A．开放系统一般没有边界

B．反馈是系统对环境进行控制的过程

C．人不是孤立存在的，是自然系统中的次系统

D．系统的整体功能是各不同组成部分功能的总和

E．开放系统与环境的作用是通过输出和输入过程完成的

答案：　C

4．艾瑞克森认为个体解决自我认同与角色紊乱危机的主要时期是

A．潜在期

B．青春期

C．成人早期

D．成人期

E．老年期

答案：B

5．下列有关成长与发展规律的陈述，不正确的是

A．每个人都要经历相同的发展阶段

B．每个人的成长发展速度具有差异性

C．人的成长与发展遵循一定的规律

D．机体各器官系统的发育快慢不同、各有先后

E．人的成长发展是一个连续的、均匀进行的过程

答案：E

（6～8 题共用题干）

　　患儿，5 岁，因患麻疹收入传染病院，经治疗后病情好转，但仍因没有小朋友一起玩而闷闷不乐。

6．根据艾瑞克森的心理-社会发展学说此年龄段患儿主要解决的危机是

A．信任对不信任

B．自主对羞愧

C．勤奋对自卑

D．主动对内疚

E．自我认同对角色紊乱

答案：D

7．如患儿危机解决不良，可能出现的人格障碍是

A．对他人不信任、退缩

B．缺乏自信、消极、过于限制自己的活动

C．自私、纵容自己、缺乏责任心

D．角色紊乱、缺乏生活目标甚至堕落

E．缺乏人际交往能力、逃避责任

答案：B

8．此时患儿未满足的基本需要是

A．生理的需要

B．安全的需要

C．爱与归属的需要

D．尊重的需要

E．自我实现的需要

答案：C

（9～10 题共用题干）

　　患者，男，55 岁，急性心肌梗死发作，胸骨后压榨性疼痛、濒死感、大汗。后经医院救治疼痛缓解，病情稳定，可完成部分自理活动。医师建议行冠状动脉旁路移植手术。

9．患者疼痛缓解住院后，护士应首先满足的需要层次是

A．生理的需要

B．安全的需要

C．爱与归属的需要

D．尊重的需要

E．自我实现的需要

答案： A

10. 患者对行冠状动脉旁路移植手术担忧，感到恐惧，犹豫不决，此时护士应注意满足的需要层次是

A. 生理的需要

B. 安全的需要

C. 爱与归属的需要

D. 尊重的需要

E. 自我实现的需要

答案： B

第4单元 护理理论

一、纽曼健康系统模式

1．内容

（1）贝蒂·纽曼（Betty Neuman）代表作为《纽曼系统模式在护理教育与实践中的应用》。纽曼健康系统模式是一个综合的、以开放系统为基础的护理概念性框架。模式重点叙述了三部分内容：与环境互动的人、压力源、面对压力源人体做出的反应及预防。压力源是引发个体紧张和导致个体不稳定的所有刺激。

（2）纽曼认为护士应根据护理对象对压力源的反应采取不同水平的预防措施。提出了保健系统模式。

①**一级预防**：当怀疑或发现压力源确实存在而压力反应尚未发生时，一级预防便可开始。一级预防的目的是防止压力源侵入**正常防线**。主要措施可采取减少或避免与压力源接触、巩固弹性防线和正常防线来进行干预。

②**二级预防**：当压力源穿过正常防线个体表现出压力反应即出现症状、体征时开始的干预，即早期发现病例、及时治疗、增强抵抗力。目的是减轻和消除反应、恢复个体的稳定性并促使其恢复到健康状态。

③**三级预防**：指经过积极的治疗之后或个体达到相当程度的稳定性时，为能彻底康复、减少后遗症而采取的干预。三级预防的目的是进一步维持个体的稳定性、防止复发。

2．纽曼健康系统模式与护理实践的关系　纽曼发展了以护理诊断、护理目标和护理结果为步骤的独特的护理工作步骤。

（1）护理诊断：首先护士需要对个体的基本结构、各防线的特征，以及个体内、个体外、人际间存在和潜在的压力源进行评估。然后再收集并分析个体在生理、心理、社会文化、精神与发展各个方面对压力源的反应及其相互作用资料。最后就其中偏离健康的方面做出诊断并排出优先顺序。

（2）护理目标：护士以保存能量，恢复、维持和促进个体稳定性为护理原则，与患者及其家属共同制订护理目标及为达到这些目标所采取的干预措施并设计预期护理结果。

（3）护理结果：是护士对干预效果进行评价并验证干预有效性的过程。评价内容包括个体内、外及人际间压力源是否发生了变化，压力源本质及优先顺序是否改变，机体防御功能是否有所增强，压力反应症状是否得以缓解等。

二、奥伦自理理论

自理理论由美国当代著名护理理论家多萝西娅·奥伦（Dorothea.E.Orem）提出。

1．内容　包括3个相关理论结构：自我护理结构、自理缺陷结构和护理系统结构。

（1）自我护理结构：自我护理是个体为维持自身的生命、健康和幸福所采取的一系列活动，包括以下 3 个方面。

①**普遍性的自理需要**：它是个体为了满足生存的基本需要所进行的一系列活动。包括 6 个方面，空气、水分及食物；排泄功能；活动与休息的平衡；满足社会交往的需要；避免有害因素对机体的刺激；促进人的整体功能与发展的需要。

②**发展性的自理需要**：在生命发展过程中各阶段特定的自理需要，以及在某种特殊情况下出现的新的需求。如妊娠期、儿童期、青春期、围绝经期的自理需要；失去至亲时的调整；对新工作的适应等。

③**健康偏离性自理需要**：指个体发生疾病、遭受创伤及特殊病理变化，或在诊断治疗过程中产生的需要。

（2）自理缺陷结构：这是奥伦理论的核心部分，阐述了个体什么时候需要护理。奥伦认为：在某一特定的时间内，个体有特定的自理能力及治疗性自理需要，当这种护理需要大于自理能力时就需要护理照顾。

（3）护理系统结构：为了说明患者的自理需要如何被满足，奥伦阐述了护理系统理论，并且指出护士应根据患者的自理需要和自理能力的不同而分别采取 3 种不同的护理系统。全补偿系统、部分补偿系统和支持-教育系统。

①**全补偿护理系统**：在此系统里，患者没有能力自理，需要护士进行全面帮助，以满足患者在氧气、水、营养、排泄、个人卫生、活动及感官刺激等各方面的需要。

②**部分补偿护理系统**：在此系统中，护士和患者共同承担患者的自理活动，在满足自理需要方面都能起主要作用。适用于手术后患者，尽管患者能满足大部分自理需要，但需护士提供不同程度的帮助，如协助如厕、帮助更换敷料等。

③**支持-教育系统**：在此系统中，患者有能力执行或学习一些必需的自理方法，但必须在护士的帮助下完成。帮助的方法有支持、指导，提供促进发展的环境或教育患者提高自理能力。

2．奥伦自理理论与护理实践的关系 奥伦的理论及其自理观念被广泛地应用在护理实践中。以奥伦理论为框架的护理工作方法分以下 3 步。

（1）评估患者的自理能力和自理需要：护士可通过收集资料确定患者存在哪些方面的自理缺陷，以及是什么原因引起的自理缺陷，评估患者的自理能力和自理需要，从而决定患者是否需要护理帮助。

（2）设计恰当的护理系统：根据患者的自理需要和护理能力，在全补偿系统、部分补偿系统和支持-教育系统中选择一个恰当的护理系统，并结合患者治疗性自理需求的内容，制订详细的护理计划以达到恢复和促进健康、增进自理能力的目的。

（3）实施护理措施：根据护理计划提供恰当的护理措施，协调和帮助患者恢复和提高自理能力。

三、罗伊适应模式

适应模式是由美国护理理论家卡利斯塔·**罗伊**提出的。罗伊先后在理论专著《护理学简介：适应模式》《护理理论架构：适应模式》以及《罗伊的适应模式》中论述其理论观点。

1．内容　罗伊适应模式的内容涉及对 5 个基本要素的描述，包括人、护理目标、护理活动、健康和环境。

（1）人：罗伊认为人作为护理的接受者，可以是个体，也可以是家庭、群体、社区或者社会人群。人是具有生物、心理和社会属性的有机整体，是一个适应系统。所谓适应系统，包含了适应和系统两个方面。罗伊用图 4-1 具体说明人作为一个适应系统的适应过程。

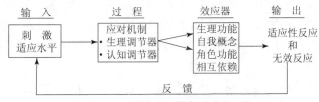

图 4-1　人作为适应系统的适应过程

①刺激和人的适应水平构成适应系统的输入：罗伊认为刺激可分为 3 类。主要刺激、相关刺激和固有刺激。

②人的行为是适应系统的输出：罗伊将输出分为适应性反应和无效反应。

③罗伊用应对机制来说明人这个适应系统的控制过程：她认为有些应对机制是先天获得的，如对抗细菌入侵的白细胞防御系统，罗伊称其为生理调节器；而有些应对机制则是后天学习得到的，如应用消毒剂清洗伤口，罗伊称其为认知调节器。

④生理调节器与认知调节器共同作用于 4 个适应层面或称效应器：生理功能、自我概念、角色功能及相互依赖。

（2）护理目标：罗伊认为护理的目标是促进人在 4 个适应层面上的适应性反应。

（3）护理活动：为了达到增进个体适应性反应的目标，护士可通过采取措施控制各种刺激，使刺激全部作用于个体的适应范围之内。同时也可通过扩展人的适应范围，增强个体对刺激的耐受能力，来促进适应性反应的发生。

（4）健康：罗伊认为健康是个体"成为一个完整和全面的人的状态和过程"。

（5）环境：罗伊认为环境是"围绕并影响个人或群体发展与行为的所有情况、事件及因素"。环境中包含主要刺激、相关刺激和固有刺激。

2．罗伊适应模式与护理实践的关系　罗伊根据适应模式发展，将护理的工作方法分为 6 个步骤，包括一级评估、二级评估、护理诊断、制订目标、干预和评价。

（1）一级评估：是指收集与生理功能、自我概念、角色功能和相互依赖 4 个方面有关的输出性行为，故又称行为估计。通过一级评估，护士可确定患者的行为反应是适应性反应还是无效反应。

（2）二级评估：是对影响患者行为的 3 种刺激因素的评估，通过二级评估，帮助护士明确引发患者无效反应的原因。

（3）护理诊断：是对患者适应状态的陈述或诊断。护士通过一级、二级评估，可明确患者的无效反应及其原因，进而推断出护理问题或护理诊断。

（4）制订目标：是对患者经护理干预后应达到的行为结果的陈述。

（5）干预：是护理措施的制订和落实。罗伊认为护理干预可通过改变或控制各种作用于适应系统的刺激，使其全部作用于个体适应范围内。

（6）评价：在评价过程中，护士应将干预后患者的行为改变与目标行为相比较，确定护理目标是否达到，衡量其中差距，找出未达到的原因，然后根据评价结果修订或调整计划。

四、佩皮劳人际关系模式

赫得嘉·E·佩皮劳（Hildegard E Peplau）是美国护理学家。佩皮劳人际关系模式的重点是患者或护理对象和护士之间的人际关系的形成与终止过程。1952年，佩皮劳出版了《护理人际关系》一书，在此书中她列出了人际关系形成过程的各个时期在护理情境中的作用，以及用这一过程来研究护理的一些方法。

1. 内容　佩皮劳将人际关系（**护患关系**）分为4个连续的阶段。

（1）**认识期**：认识期是**了解问题**的时期，是护士和患者见面后互相认识的阶段。在本阶段的开始，护士和患者是陌生的，但在本阶段结束时，双方已能齐心协力地辨别问题，相处得比较自然，并做好准备进入下一阶段。

（2）**确认期**：确认期是确定适当的**专业性帮助**的时期。在这阶段，患者对能满足其需要者做出一定的反应，一般有3种不同情况。①独立自主，不依赖护士；②与护士分担、相互依赖；③被动地完全依赖护士，这一阶段要求双方有更多的理解，才有利于患者作出适当的选择。

（3）**开拓期**：此期患者可以得到根据其需要和利益的所有可能的服务。患者也会逐渐感到从提供的服务中取得的帮助就能使情况好转，并对学习为了达到目标应有的适当行为显示出自动性。他可能主动对自我照顾发生兴趣，开始参与自我照顾，并通过自我决定，逐渐建立自我责任感，向着自信和独立进行调整。

（4）**解决期**：此期患者的需要已经在护士和患者的共同能力下得到满足，因而护患之间的治疗性关系可以结束。值得注意的是，此时患者不只是躯体上已经基本康复，心理上也应表现出良好的情绪，具备能独立处理问题的能力。

在整个过程中，这些阶段之间可能出现部分重叠和互相关联，尤其是第2、第3期。

2. 佩皮劳人际关系模式与护理实践的关系

（1）佩皮劳人际关系模式为护理实践开辟了新的方向，佩皮劳带来了一种新思维、一种新方法，一种以理论为基础的，并指导护理实践的，有利于患者的治疗性工作。

（2）佩皮劳将重点放在**护患关系**上。要求在建立护患关系的整个过程中，贯穿和谐的、互相理解的、互相尊重的氛围，才可更广泛地理解患者的问题和提出切实可行的方法，从而双方才可得到满足和成长的体验。

（3）佩皮劳的核心思想是人际关系，其基本理论是互动，这是理解护患关系的独特见解。

📋 试题精选

1. 纽曼的保健系统模式认为护士协助患者进行康复锻炼是属于

A. 初级预防
B. 一级预防
C. 二级预防
D. 三级预防
E. 四级预防

答案：D

2. 自我照顾模式的首创者是
A. 纽曼
B. 汉斯·席尔
C. 奥伦
D. 佩皮劳
E. 马斯洛
答案：C

3. 男性，55 岁，脑血管意外，意识不清，长期卧床。根据奥伦的自理模式，护士提供的护理应属于
A. 全补偿系统
B. 部分补偿系统
C. 支持系统
D. 教育系统
E. 辅助系统
答案：A

4. 根据自理模式理论，对糖尿病患者进行护理时应使用
A. 全补偿系统
B. 支持-教育系统
C. 帮助系统
D. 部分补偿系统
E. 预防系统
答案：D

5. 根据自理模式理论，对剖宫产术后第 3 天患者的护理应使用
A. 全补偿系统
B. 支持教育系统
C. 帮助系统
D. 部分补偿系统
E. 预防系统
答案：D

6. 人际关系模式的首创者是

A. 佩皮劳
B. 纽曼
C. 罗伊
D. 奥伦
E. 马斯洛
答案：A

7. 对奥伦三个补偿系统的理解正确的是
A. 当患者自理能力完全丧失时，应用支持-教育系统保健系统模式
B. 部分补偿系统应用于患者自理能力丧失时
C. 三种补偿系统应用于患者自理能力丧失时
D. 全补偿系统要求患者参与自理活动
E. 支持-教育系统是患者有能力学习自理方法，但必须在护士帮助下完成
答案：E

8. 强调护患关系在护理中作用的理论是
A. 保健系统模式
B. 自理模式
C. 适应模式
D. 人际关系模式
E. 人类基本需要层次论
答案：D

9. 患者，女，44 岁，因车祸胸部严重外伤入院，患者存在多方面的需要，按照人的基本需要层次论，应首先满足的需要是
A. 安全的需要
B. 自尊的需要
C. 生理的需要
D. 爱与归属的需要
E. 自我实现的需要
答案：C

第5单元　医疗服务体系

现代卫生服务的范围，已从治疗扩大到预防，从生理扩大到心理，从技术活动扩大到社会活动，从医院扩大到社区，形成了系统的综合性服务。

一、医院

1．种类

（1）按分级管理或按医院技术水平可分为三级医院，每级又分为甲、乙、丙等，三级医院增设特等。

三级医院包括国家、省、市直属的大医院、医学院校的附属医院，指向几个地区甚至全国提供医疗卫生服务的医院。指导一、二级医院业务工作和相互合作。如省、市级大医院和医学院校的附属医院。

二级医院包括一般的市、县医院，城市的区级医院和有一定规模的厂矿职工医院，指向多个社区提供医疗卫生服务的医院。如一般市、县医院和直辖市的区级医院。

一级医院包括农村乡镇卫生院、城市街道医院等，指向社区提供服务的基层医院。

（2）按收治范围可分为综合性医院、专科医院。

1）综合性医院是设有一定数量的病床，分内、外、妇、儿、眼、耳鼻喉等各种专科及药剂、检验、放射等医技部门和相应人员、设备的医疗服务机构。

2）专科医院是防治专科疾病而设置的医院，如传染病院、结核病防治院、精神病防治院、妇产科医院、口腔医院、肿瘤医院、康复医院等。

（3）按所有制可分为全民所有制医院、集体所有制医院和个体所有制医院。

（4）按特定任务和服务对象可分为军队医院、企业医院。

（5）按经营目的可分为非营利性医院和营利性医院。

2．任务　①医疗工作是医院的主要任务，它以诊治和护理为主体；②教学；③科学研究；④预防和社区卫生服务。

3．组织机构　分为医院行政管理组织机构和医院业务组织机构。

二、社区卫生服务

1．概念　社区是有代表性的社会单元，一定地域内具有某些共同特征的人群所形成的一个生活上相互关联的大集体，人口数在10万～30万，面积在5 000～50 000平方公里。社区卫生服务以人群健康为中心，以家庭为单位，以社区为范围，以需求为导向，以妇女、儿童、老年人、慢性患者、残疾人等为重点，以解决社区主要卫生问题和满足基本卫生服务需求为目的。融预防、医疗、保健、康复、健康教育、计划生育技术服务等为一体，是一种有效、经济、方便、综合、连续的基层卫生服务。

2．原则　为人民服务为宗旨，社会效益放在第一位。坚持以社区人群需求为导向的原则了解社区居民卫生服务的需求信息，改善服务态度，改革服务模式，提高服务质量。

3．服务网络　社区卫生服务主要由全科医师、社区护士和其他社区工作者来提供。社区卫生服务机构的设置主要以原有的基层医院通过转变服务形式、调整服务功能进行合理改造。

4．工作内容及特点　科普工作作为社区服务的主要职能之一。社区服务要把健康教育作为重要内容。

（1）内容：**预防、保健和促进健康**三方面为主要内容。预防：主要是如何防止疾病或伤害的发生，如早期对健康人群的体检，或对某些疾病提供康复措施。保健：主要是保护群众免受环境中有害物质的侵袭，如设无烟区、对食品卫生的规范管理等。促进健康：主要是安排有益健康的活动，让社区成员参与，如健身操、饮食营养指导、良好卫生习惯宣教等。

（2）特点：以初级卫生保健为主题，以健康为中心，重在预防疾病，促进和维护健康；社区卫生以社会公益为原则，使人人有机会得到健康照顾。

三、卫生服务策略

1．全球战略目标　1977 年 5 月，世界卫生组织在瑞士日内瓦召开第 30 届世界卫生大会决定，到 2000 年人人享有卫生保健。

2．初级卫生保健　推行初级卫生保健，是实现 2000 年人人享有卫生保健的基本策略和基本途径。初级卫生保健包括 4 个方面：促进健康、预防保健、合理治疗、社区康复；8 项内容：健康教育、合理营养、环境卫生、计划生育、预防接种、控制地方病、合理治疗、基本药物。

3．健康新视野　1994 年 WHO 西太平洋地区办事处提出了建立健康新视野的战略框架，1995 年发表《健康新视野》文献：未来的方向从疾病本身向导致疾病的因素和如何促进健康方向发展，**健康保护和健康促进**是未来年代的核心。未来的卫生干预必须是以人为中心，以健康状况为中心；健康保护与健康促进是未来年代的两个核心概念。

试题精选

1．一级医院所指的是
A．农村乡镇卫生院和城市街道医院
B．诊治专科疾病而设置的医院
C．全国、省、市直属的市级大医院
D．医学院的附属医院
E．一般市、县医院及省辖市的区级医院
答案：A

2．医院种类按管理及医疗技术水平划分的是
A．综合性医院
B．专科医院
C．个体所有制医院
D．企业医院

E．一、二、三级医院
答案：E

3．下列哪项治疗不属于家庭病床护理范围
A．注射
B．换药
C．导尿
D．血液透析
E．灌肠
答案：D

4．家庭病床的收治对象为
A．肺结核
B．肾移植

C．克雷式（Colles）骨折石膏固定后

D．卒中恢复期

E．断肢再植

答案：C

5．钱女士，60 岁，患原发性高血压 1 年，搬至新居 3 个月，近期因老年秧歌队在宿舍楼前操场排练，鼓乐齐鸣，钱女士感觉眩晕、恶心、失眠、脉搏加快，血压波动较大，针对引起症状的原因，社区护士应

A．指导患者经常开窗通风

B．指导患者调节心理适应度

C．指导患者适时调节室内明暗度

D．协调秧歌队另选排练场

E．指导患者在室内摆放鲜花调节心境

答案：D

6．患者，男，23 岁，因身体不适来院就诊。候诊时，突然感到腹痛难忍，患者面色苍白、出冷汗、两手冰冷、呼吸急促，门诊护士应

A．与患者沟通并给予安慰

B．嘱患者平卧休息

C．安排患者提前就诊

D．请医生加快诊疗速度

E．给予解痉、镇痛药物

答案：C

第6单元 沟 通

一、护理与患者的关系

1．护士与患者的关系的性质

（1）护理工作中的人际关系：包括护患关系、医护关系和护护关系等，其中**护患关系**是护理人员面临的最重要的关系。

（2）性质：护患关系是一种治疗性的人际关系（亦称专业性人际关系）：护患关系是在护理服务过程中，护理人员与患者自然形成的一种帮助与被帮助的人际关系。与一般人际关系不同，在护患关系中，护士作为专业帮助者处于主导地位，并以患者的需要为中心。护士通过实施护理程序来满足患者的需要，从而建立治疗性的人际关系。护理人员的素质、专业知识和专业技术水平等会影响护患关系的建立。

护患关系是专业性的互动关系：在护患关系中，护士与患者是相互影响的。双方不同的经历、知识、情绪、行为模式、文化背景、价值观、与健康有关的经验等都会影响到彼此间的关系与交往。

2．护患关系的基本模式　美国学者萨斯和苛伦德提出了医患关系的3种模式，这一模式分类也同样适用于护患关系。

（1）**主动-被动型模式**：这是一种传统的护患关系模式。在护理活动过程中，护理人员处于主动、主导的地位，而患者则处于**完全被动**的、接受的从属地位。即所有的护理活动，只要护士认为有必要，不需经患者同意就可实施。这一模式主要适用于患者难以表达自己意见的情况下，如昏迷状态、全身麻醉手术过程中或婴幼儿等。这需要护理人员发挥积极能动的作用。

（2）**指导-合作型模式**：在护理活动过程中，护患双方都具有主动性，由护理人员决定护理方案、护理措施，而患者则尊重护理人员的决定，并主动配合，提供自己与疾病有关的信息，对方案提出意见与建议。这一模式主要适用于患者病情较重，但神志清醒的情况下，此情况下，患者希望得到护理人员的指导，积极发挥自己的主观能动性。

（3）**共同参与型模式**：这一模式在护理活动过程中，护患双方具有大致同等的主动性和权利，共同参与护理措施的决策和实施。患者不是被动接受护理，而是积极主动配合，参与护理；护士尊重患者权利，与患者协商共同制订护理计划。此模式主要适用于患慢性病和受过良好教育的患者。

3．护患关系的分期　护患关系的建立、维持和结束可分为3期。

（1）第一期（初始期）：从患者与护士开始接触时就开始了，此期的主要任务是护患之间建立信任关系，并确定患者的需要。信任关系是建立良好护患关系的决定性因素之一。护士通过观察、询问、评估患者，收集资料，发现患者的健康问题，制订护理计划。患者根据护士的言行逐渐建立对护士的信任。

（2）第二期（工作期）：此期护患之间在信任的基础上开始合作，主要任务是护理人员通过实施护理措施来帮助患者解决健康问题，满足患者需要，达到护理目标。在护理过程中，应鼓励患者参与，充分发挥患者的主观能动性，减少其对护理的依赖。

（3）第三期（结束期）：在达到护理目标后，护患关系就进入结束阶段，此期的主要任务是圆满地结束护患关系。护士应了解患者对目前健康状况的接受程度，制订患者保持和促进健康的教育计划，了解患方对护患关系的评价，并征求患者意见，以便今后工作中进一步改进。

二、护理与患者的沟通

1．沟通的概念　有关于沟通的概念很多，在这里我们给出的是：沟通是一个遵循一系列共同的规则互通信息的过程。

2．沟通的基本要素　沟通的过程包括沟通的背景或情景、信息发出者、信息、信息传递途径、信息接受者和反馈6个基本要素。

（1）沟通的背景或情景指沟通发生的场所或环境，既包括物理场所，也包括沟通的时间和沟通参与者的个人特征，如情绪、文化背景等。不同的沟通背景或情景会影响对沟通信息的理解。

（2）信息发出者指发出信息的主体，既可以是个人，也可以是群体、组织。信息发出者的社会文化背景、知识和沟通技巧等都可对信息的表达和理解造成影响。

（3）信息是沟通得以进行的最基本的要素，指能够传递并被接收者所接受的观点、思想、情感等。包括语言和非语言的行为。

（4）信息传递途径指信息传递的手段或媒介，包括视觉、听觉、触觉等。护士在进行沟通时，应根据实际情况综合运用多种传递途径，以帮助患者更好地理解信息。

（5）信息接受者是接受信息的主体。信息接受者的社会文化背景、知识和沟通技巧等均可影响信息的理解和表达。

（6）反馈指沟通双方彼此的回应。

3．沟通的基本层次　沟通可分为以下5个层次。

（1）一般性沟通：是沟通双方参与的程度最表浅，彼此分享真实感觉最少的沟通。双方往往只是表达一些表面式的社交性话题，如"今天天气不错""您好吗"等。在护患关系建立的初期，可使用一般性沟通帮助建立信任关系，并有助于鼓励患者表达出有意义的信息。但如一直维持在这一层次，将无法建立治疗性人际关系。

（2）陈述事实的沟通：是一种不掺加个人意见、判断，不涉及人与人之间关系的一种客观性沟通。如"我曾做过剖宫产手术""我今年50岁"等。这一层次的沟通对护士了解患者的情况非常重要，护士不应阻止患者以此种方式进行沟通，以促使其表达更多的信息。

（3）分享个人的想法：这一层次的沟通比陈述事实的沟通高一层次。患者对护士表达自己的想法，表示护患之间已建立起信任感，如患者向护士表达其对治疗的要求等。此时，护士应注意理解患者，不要随意反驳患者。

（4）分享感觉的沟通：双方相互信任的基础上才会发生。沟通时个体愿意和对方分享他的感觉、观点、态度等。

（5）一致性的沟通：这是沟通的最高层次，指沟通双方对语言和非语言性行为的理解一致，达到分享彼此感觉的最高境界。如护士和患者不用说话，就可了解对方的感觉和想表达的意思。

4．沟通的形式 沟通的形式包括**语言性沟通和非语言性沟通**。

（1）**语言性沟通**：语言性交流分为书面语交流和口头语交流等不同的形式。书面语言常见的形式有信件、文件、报刊、书本，各种护理记录单。口头语言包括：演讲、谈话等形式，工作中与患者进行的交流也是口头语言沟通的一种方式。

（2）**非语言性沟通**：非语言性沟通的形式有体语、空间效应、反应时间、类语言、环境因素等。其中体语包括躯体的外观、步态、面部表情、目光接触、眼睛运动、手势和触摸等。而空间效应又根据人类交往过程中距离分为 4 种。

1）**亲密距离**为 0～0.46m，适用于彼此关系亲密或亲属之间，当护士在进行查体、治疗、安慰时，与患者之间的距离属于亲密距离；

2）**熟人距离**为 0.46～1.2m，适用于老同学、老同事及关系融洽的师生、邻里之间，护士与患者进行交谈时主要使用熟人距离；

3）**社交距离**为 1.2～3.6m，适用于参加正式社交活动或会议，彼此不十分熟悉的人之间，如护士与同事一起工作时或护士通知患者做检查、吃饭等；

4）**演讲距离**＞3.6m，适用于教师上课、参加演讲、作报告，护士给患者做健康教育等。

5．影响有效沟通的因素

（1）受信息发出者和信息接受者各个因素的影响：包括生理因素、情绪因素、智力因素、社会因素。

（2）受环境因素的影响：物理环境和社会环境都对沟通具有一定的影响。

（3）受不当沟通方式的影响：突然改变话题，急于陈述自己的观点，虚假的或不适当的保证，迅速提出结论或解答，不适当地引用一些事实等。

6．常用的沟通技巧 有效的沟通是指接受者所收到的信息与发出者所表达的一致。促进有效沟通的因素如下。

（1）护士具备良好的职业素质。

（2）有利于沟通的环境。

（3）促进有效沟通的技巧。

1）**全神贯注**：沟通最重要的就是要**注视**对方。

2）**参与**：适当地参与可促进谈话的进程。

3）**倾听**：倾听并不是把别人所说的话听到而已，还应注意说话的声调、语言的选择、频率、面部表情、身体姿势及移动等。一个好的**倾听者应做到**：①愿意花时间去倾听；②学习如何在交流过程中集中精力；③不随便打断别人所说的话；④不要因对方的说话形态等分心；⑤不要过早做出判断；⑥仔细听出"话外话"；⑦注意非语言性沟通。

4）**核对**：在交流中应不断地核对自己的感觉是否真实，这是一种获得或给予反馈的方法。

5）**反应**：应在交流过程中答复或示范对方所说的内容。

6）**沉默**：语言的技巧可以促进沟通，但语言不是唯一可以帮助人们沟通的方法。

7）**提问**：提出问题可以引导谈话的进行。

试题精选

1. 患者，男，45 岁，2 型糖尿病，多食、多饮、多尿、消瘦。护士通过收集资料了解到该患者存在知识缺乏，并为其制订护理计划，此时护士与患者处于护患关系发展时期的
A. 熟悉期
B. 工作期
C. 初始期
D. 解决期
E. 结束期
答案：C

2. 在建立护患关系初期，护患关系发展的主要任务是
A. 对患者收集资料
B. 确定患者的健康问题
C. 为患者制订护理计划
D. 与患者建立信任关系
E. 为患者解决健康问题
答案：D

3. 不属于沟通基本要素的是
A. 信息的发现者和接收者
B. 沟通的背景
C. 信息反馈过程
D. 信息的内容
E. 沟通的方式
答案：E

4. 下列不属于非语言交流的是
A. 倾听
B. 面部表情
C. 倾诉
D. 专业性皮肤接触
E. 沉默
答案：C

5. 患者，男，56 岁，鼻咽癌，进行放疗。护士询问患者"你对放疗有什么想法？"这一问题属于
A. 客观问题
B. 间接问题

C. 开放式问题
D. 闭合性问题
E. 非指导性问题
答案：C

6. 可促进护患有效沟通的行为是
A. 不评论患者所谈到的内容
B. 及时陈述自己的观点和看法
C. 对患者的问题迅速做出解答
D. 当患者叙述过多时及时打断叙述
E. 患者担心疾病预后时，应立即做出保证
答案：A

7. 护士在与患者交流时，询问"您刚才说您每天起床时头晕，是吗"，是应用沟通技巧的
A. 沉默
B. 参与
C. 倾听
D. 核对
E. 反应
答案：D

8. 患者，男，66 岁，糖尿病，广东人，不会讲普通话，护士在与其交流时应特别注意使用的沟通技巧是
A. 参与
B. 沉默
C. 提问
D. 倾听
E. 核对
答案：E

9. 护士小王是患者刘某的责任护士，第一次与患者交流就失败，请分析造成其失败的原因
A. 表情沉着、从容
B. 在患者吃晚饭前进行交流
C. 热情介绍自己
D. 选择一个安静环境进行交谈
E. 仪表大方、整洁

答案：B

（10～11 题共用题干）

女性，80 岁，肿瘤晚期，全身极度衰竭，有时意识模糊。

10．为安慰患者，护士与其交流时应使用的距离是

A．亲密距离

B．熟人距离

C．社会距离

D．工作距离

E．公众距离

答案：B

11．在跟患者交流时，属于语言性交流的是

A．手势

B．沉默

C．表情

D．倾听

E．皮肤接触

答案：D

第7单元　护士工作与法律

一、医疗卫生法规

1．概念　医疗卫生法是我国法律体系的重要组成部分，是由国家制定或认可的，并由国家强制力保证实施的医疗卫生方面行为规范的总和。卫生法包括由国家立法机关正式颁布的规范性文件，以及由非正式立法机关颁布发行的在其所辖范围内普遍有效的规范性决定、条例、办法等。

2．基本原则　医疗卫生法有 5 大基本原则。

（1）卫生保护原则：健康是一项**基本人权**，人人享有获得卫生保护的权利。

（2）预防为主原则：促进健康、防止疾病的发生和流行。

（3）公平原则：合理分配卫生资源，使任何人在法律上都享有平等使用卫生资源的权利。

（4）保障社会健康原则：协调个人利益与社会健康利益的关系，个人在行使自己权利的同时，不得做出任何有损社会健康利益的行为。

（5）患者自主原则：患者有自己决定和处理卫生法所赋予的患者权利，如知情权、医治权、同意权、选择权、隐私权、申述权、赔偿请求权等。

二、护理立法

1．意义　促进护理管理法制化，提高护理质量；促进护理教育及护理学科的发展；维护护士的权益；保证护理人员具有良好的职业道德；有利于维护服务对象的正当权利。护理法规定了护士的义务和责任，对不合格或违反护理准则的行为，服务对象可依法追究其法律责任。

2．概况

（1）世界各国护理立法的概况：英国于 **1919 年**颁布了世界上**第一部护理法**。1953 年世界卫生组织发表了第一份关于护理立法的研究报告。1968 年国际护士协会成立了护理立法委员会，制定了世界护理法上划时代的纲领性文件《系统制定护理法规的参考性指导大纲》。各国的护理法主要内容包括总纲、护理教育、护士注册、护理服务四大部分。

（2）我国护理立法概况：1979 年，卫生部颁发了《卫生技术人员职称及晋升条例（试行）》《关于护理工作的意见》；1981 年，卫生部颁发了《关于在"卫生技术人员职称及晋升条例（试行）"中增设主管护师职称等几个问题的通知》；1982 年，卫生部颁发了《医院工作制度》《医院工作职责》，明确规定了护理工作制度和医院各类护理人员的职责；**1993 年，卫生部颁发了《中华人民共和国护士管理办法》**；1997 年颁发了《关于进一步加强护理工作的通知》《继续护理学教育实行办法》。**2008 年 1 月 23 日国务院颁布《护士条例》，自 2008 年 5 月 12 日起施行。**

三、护理工作中的法律问题

1. **法律范围**

（1）护理质量标准：规定了护理人员的职责范围和行为标准，包括 3 个方面，即护理法规、专业团体的规范要求、工作机构的有关要求、政策和制度。

（2）职业考试和执业注册制度：护士执业考试合格即获得护士执业的基本资格，须再由卫生行政机关进行护士执业注册后，才能成为具有法律意义上的护士，履行护士的义务，具有护士的权利。

2. **法律责任**

（1）医嘱是护理人员对患者实施治疗措施的重要依据，具有法律效应。护士在执行医嘱时应注意：医嘱正确无误，应及时准确地执行医嘱；如患者对医嘱提出质疑，护士应核实医嘱的准确性；慎重对待口头医嘱，一般不执行口头医嘱。在急诊抢救等特殊情况，必须执行口头医嘱时，护士须向医生重复一遍医嘱，确认无误后方可执行。执行完医嘱后，应及时记录医嘱的时间、内容、患者当时的情况等，并让医生及时补上书面医嘱。

（2）临床护理记录是病历的组成部分，具有重要的法律意义。漏记、错记或不认真记录等可导致误诊、误治而引起医疗事故争议。

（3）麻醉药品（吗啡、哌替啶类药物）应由专人负责保管，对临床上使用的各种药品、医疗用品、办公用品等应有严格的管理制度，定时清点，护理人员不得利用职务之便将其占为己有。如占为己有，情节严重者可被起诉犯盗窃公共财产罪。

（4）护生尚未获得护士执业资格，只能在执业护士的严密督导下，才能为患者实施护理。如护生在执业护士的督导下发生差错或事故，除本人要负责外，带教护士要负法律责任。

3. **潜在的法律问题**

（1）侵权行为：侵权行为是指对国家、集体和个人的人身权利的行为侵犯。如护士不重视患者的主诉或尊严，引起患者的不满，则属于侵权行为（侵犯患者的生命权和隐私权）。

（2）犯罪：犯罪是指一切触犯国家刑法的行为，会依法受到惩处。犯罪可根据行为人主观意向的不同而分为故意犯罪和过失犯罪。故意犯罪是明知自己的行为会发生危害社会或他人的结果，仍希望或放纵这种结果的发生。过失犯罪是指应当预见自己的行为可能会发生危害的结果，因疏忽大意而没有预见，或虽有预见而轻信能够避免，以致发生不良结果。

（3）疏忽大意与渎职罪：疏忽大意是行为人因一时粗心或遗忘而造成客观上的过失行为。常由于护理人员在工作中不专心细致所致，可导致两种结果，一种是损害了患者生活利益和健康恢复的进程；另一种是因失职导致患者残疾或死亡。第一种结果构成了侵权行为，第二种结果构成了渎职罪。

（4）收礼与受贿：护士不得借工作之便谋取额外报酬，但患者在康复出院时，出于对护士的感激而自愿赠送少量纪念性礼品，原则上不属于贿赂范畴。

4. **导致过失的原因**

（1）违反有关的规章制度，即不严格执行查对制度，执行医嘱不严格，违反交接班制度，违反值班制度。如擅自离岗，未按时观察患者病情变化，未完成治疗任务，推诿或拒绝危重患者，延误抢救时机。

（2）违反操作规程，包括违反注射、输液操作的相关规程；违反护理规范和常规进行操作导致不良后果；超越权限，在无医嘱的情况下，擅自处理患者。

四、医疗事故与处理

1. 医疗事故

（1）概念：医疗事故是指医疗机构及其医务人员在医疗活动中，违反医疗卫生管理法律、行政法规、部门规章和诊疗护理规范、常规等，过失造成患者人身损害的事故。国务院与卫生部于 2002 年制定了《医疗事故处理条例》，并于 2002 年 9 月 1 日起施行。

（2）要构成医疗事故，需具备以下 4 个条件：主体是医疗机构及其医务人员，行为具有违法性，过失造成了患者人身损害，过失行为与后果之间存在因果关系。

（3）医疗事故的分级：根据对患者人身损害程度，将医疗事故分为 4 个等级。一级医疗事故，造成患者死亡、重度残疾的；二级医疗事故，造成患者中度残疾、器官组织损伤导致严重功能障碍的；三级医疗事故，造成患者轻度残疾、器官组织损伤导致一般功能障碍的；四级医疗事故，造成患者明显人身损害的其他后果的。

（4）不属于医疗事故的情形：包括在紧急情况下，为抢救患者生命而采取紧急医疗措施造成不良后果的；在医疗活动中由于患者病情异常或者患者体质特殊而发生医疗意外的；在现有医学科学技术条件下，发生无法预料或不能防范的不良后果的；无过错输血感染致不良后果的；因患者及其家属方面的原因延误诊疗致不良后果的；因不可抗力致不良后果的。

（5）医疗事故的法律责任：包括行政责任、刑事责任、民事责任。

（6）导致医疗事故的因素：包括人为因素、医疗设备因素、医疗药品、环境因素、时间因素。

2. 医疗事故的预防和处理

（1）医疗事故技术鉴定：医疗事故技术鉴定是由负责组织医疗事故技术鉴定工作的医学会组织专家鉴定组，依据医疗卫生管理法律、行政法规、部门规章和诊疗护理规范、常规，运用医学科学原理和专业知识，对医疗事故进行鉴别和判定。

（2）医疗事故技术鉴定的意义：分清是非、明确责任，客观公正地对医疗事故做出定性；为医疗事故的处理提供依据；有助于推动医院规章制度的建设，提高管理水平。

（3）医疗事故鉴定组的工作原则：以客观事实为依据、工作独立进行、实行合议制的原则。

（4）医疗事故处理程序：包括医疗事故报告，《医疗事故处理条例》规定，发生重大医疗事故的医疗机构应在 12h 内报告所在行政部门；收集、保管好医疗事故相关原始资料，封存现场实物，因抢救患者未能及时书写病历的，应在抢救结束后 6h 内据实补记，并注明；由医疗事故鉴定组对医疗事故进行调查，遇有不能确定患者死因或对死因有异议时，应当在患者死亡后 48h 内进行尸检；对医疗事故的责任人进行查处，对受害者及其家属进行经济补偿；进行医疗事故的善后工作。

（5）医疗事故的防范措施：加强医务人员的职业道德教育，提高业务技术水平，完善环节质量监控，及时、准确、详细地书写护理文件，保持医疗设备良好状态，对具有风险性的诊疗措施，应严格执行与患者签约制度，严格执行医疗事故上报制度，及时总结经验教训，加大医疗事故管理力度。

试题精选

1. 造成患者重度残疾的属于

A. 特级医疗事故

B. 四级医疗事故

C. 三级医疗事故

D. 二级医疗事故

E. 一级医疗事故

答案：E

2. 医疗卫生法的基本原则不包括

A. 公平原则

B. 保护弱者原则

C. 预防为主原则

D. 患者自主原则

E. 卫生保护原则

答案：B

3. 现行的《医疗事故处理条例》制定的时间是

A. 1997

B. 1977

C. 2000

D. 2002

E. 2005

答案： D

4. 护士给孩子使用热水袋时发生烫伤，根据我国法律，这属于

A. 侵权

B. 失职

C. 过失犯罪

D. 直接故意犯罪

E. 间接故意犯罪

答案：B

5. 1919 年英国率先颁布了

A. 系统制定护理法规的参考指导大纲

B. 英国护理法

C. 职业病预防法

D. 医疗事故处理条例

E. 护士管理条例

答案：B

6. 医疗事故的违法性是指医务工作者在诊疗护理中违反了

A. 法律

B. 行政法规

C. 技术操作规程

D. 和院方的约定

E. 宪法

答案：C

第8单元 护理程序

一、概述

1. **护理程序的步骤** **护理程序**是护士在对护理对象进行护理时所应用的工作程序，是一种系统解决问题的方法，是一个持续的、循环的、动态变化的过程。包括5个步骤：评估、护理诊断、计划、实施阶段、评价。护理程序的5个步骤相互联系、相互依赖、相互影响，是一个循环往复的过程。

2. **护理程序的特征** 贯穿**以服务对象为中心**的观念，体现了以人为中心的**整体护理**。以系统论、基本需要层次论等科学理论为依据，贯穿以服务对象为中心的观念，体现了以人为中心的整体护理，有特定的目标，即解决护理对象的健康问题及相关反应，为患者提供高质量护理，具有互动性和协作性，能鼓励患者主动参与护理，并促进形成良好的护患关系。护士可运用护理程序创造性地为护理对象提供个性化的护理，涉及生物学、心理学、社会学、人文学等多个学科知识和技能，是一个循环的、动态的过程。

3. **护理程序的理论基础** 护理程序需要运用很多理论，主要有一般系统论、基本需要层次论、沟通理论、应激与适应理论、罗伊的适应模式和奥伦的自理模式等。一般系统论是护理程序的**理论框架**。

二、护理评估

评估是有目的、有计划、系统地收集资料的过程。评估的根本目的是找出需要解决的护理问题。评估是护理程序的第一步，即护士通过观察、询问、查体等各种方法和途径，系统地收集与护理对象健康有关的资料，并对资料进行分析和整理。评估是一个连续的过程，贯穿于护理程序的整个过程。

1. **资料的分类** 分为**主观资料和客观资料**，主观资料：患者的主观感觉，是其对经历、感觉、思考及担心的内容进行的诉说，通过交谈获得，如患者的主诉；客观资料：通过观察、体检、仪器检查获得的资料，如血压、黄疸、体温等。

2. **资料的来源** ①患者，是资料的主要来源。②与患者有关的人员，如亲属、朋友、同事等。当护理对象是婴幼儿、病情危重或神志不清的患者时，其家属和关系密切的人成为资料的主要来源。③其他卫生保健人员。④患者目前或既往的记录或病历。⑤医疗、护理的有关文献记录。

3. **资料的内容**

（1）一般资料：包括患者的姓名、年龄、性别、婚姻状况、文化程度等。

（2）既往健康状况：包括既往病史、过敏史、住院史、家族史、手术史等。

（3）生活状况和自理程度：包括日常生活规律及自理程度、饮食、嗜好、清洁卫生等。

（4）心理-社会状况：心理状况包括一般心理状态、对疾病与健康的认识、应激水平与应对能力、个性倾向性、性格特征，如开朗或抑郁、紧张、恐惧等；社会方面包括主要社会关系及密切程度、社会组织关系与支持程度、工作学习情况、经济状况与医疗条件等。

（5）护理体检：包括生命体征、身高、体重、意识、瞳孔、皮肤、黏膜、四肢、营养、主要脏器体检等。

4．收集资料的方法

（1）**交谈**：交谈的方式有**正式交谈和非正式交谈**两种。交谈的发展分为 3 个阶段。①开始阶段：与患者建立友善关系，告知交谈的目的及所需的时间；②进行阶段：依交谈提纲收集资料；③结束阶段：暗示要结束谈话，对患者表示感谢，并对谈话进行小结或告知下一阶段的治疗护理计划。交谈前要做好准备，选择舒适、安静的环境，根据患者身体状况选择适当交谈时间；注意运用沟通技巧，控制好谈话的内容，引导患者抓住交谈的主题，交谈时要注意倾听，不要随意打断或提出新的话题；及时反馈，语句表达清晰、语意明确、语速适当，结束时进行总结。

（2）**观察**：是护士运用感官或借助简单诊疗器械进行系统的护理体检而获得护理对象生理、心理、精神、社会、文化等各方面的资料。有视觉观察、触觉观察、听觉观察和嗅觉观察。

（3）身体评估：是护士系统地运用体格检查手段和技术对护理对象进行检查和收集资料的方法。护士做的身体评估是为确定护理诊断和制订护理计划提供依据。

（4）查阅：包括查阅患者的医疗病历、护理病历及各种辅助检查结果等。

5．收集资料的步骤

（1）收集资料：收集资料是为确定护理诊断提供依据。包括一般资料、现在健康状况、既往健康状况、家族史、护理查体的结果、近期进行的实验室和其他检查结果、心理状况、社会文化状况等方面内容。

（2）组织和整理资料：将评估所收集的资料进行组织整理，能方便护士清楚、迅速地发现问题。

（3）核实资料：为保证资料的真实、准确，护士需用客观资料对主观资料进行核实。

（4）分析资料：护士找出异常的、有临床意义的资料，找出相关因素及危险因素，为确定护理诊断做准备。

（5）记录资料：记录的资料必须反映事实，客观资料的描述应使用专业术语；资料记录应能全面、准确地反映护理对象的情况，反映不同专科疾病的特点。

三、护理诊断

1．定义与分类　护理诊断是关于个人、家庭、社区对现存的或潜在的健康问题或生命过程反应的一种临床判断，是护士为达到预期结果选择护理措施的依据，这些结果（预期目标）应由护士负责制定。护理诊断依据 NANDA 提出的分类法，分为交换、沟通、关系、赋予价值、选择、移动、感知、认知、感觉/情感 9 种反应形态。

2．组成部分　护理诊断是由名称、定义、诊断依据、相关因素 4 部分组成的。

（1）名称：是对护理对象健康状态或疾病反应的概括性描述。根据名称可将护理诊断分为 3 类，即现存的护理诊断、潜在的（危险的）护理诊断、健康的护理诊断。现存的护理诊断是指护理对象目前已经存在的健康问题，如"皮肤完整性受损：压疮与局部组织长期受压有关"；潜在的护理诊断的陈述形式为"有……危险"；健康的护理诊断是个人、家庭、社区从特定的健康水平向更高水平发展的护理诊断，陈述形式为"潜在的……增强""执行……有效"。护理诊断的陈述方式主要有3种。

1）三部分陈述（PSE）：多用于现存的护理诊断。即PES公式，具有P、E、S三个部分。P：问题（problem），即护理诊断的名称。E：病因（etiology），即相关因素，多用"与……有关"来陈述。S：症状和体征（symptoms and signs），也包括实验室检查、器械检查结果。例如，气体交换受损：发绀、呼吸困难；PaO_2为5.3kPa：与阻塞性肺气肿有关。

2）两部分陈述（PE）：即只有护理诊断名称（P）和相关因素（E），多用于潜在的护理诊断（有危险的），也可作为现存的护理诊断的简化形式。即PE公式，只有护理诊断名称和相关因素，而没有临床表现。如，有皮肤完整性受损的危险：与长期卧床有关。因危险目前尚未发生，因此没有S，只有P、E。

3）一部分陈述（P）：只有护理诊断名称（P），多用于健康的护理诊断。如，母乳喂养有效。

（2）定义：是对护理诊断名称的一种清晰、精确的描述。

（3）诊断依据：是做出该护理诊断时的临床判断标准，即相关的症状、体征和有关病史，也可以是危险因素。护士在做出某个护理诊断时，要参照诊断依据。诊断依据有3种。①必要依据：即做出某一护理诊断时必须具备的依据；②主要依据：即做出某一诊断时通常需要存在的依据；③次要依据：即对做出某一诊断有支持作用，但不一定每次做出该诊断时都存在的依据。

（4）相关因素：是指影响个体健康状况的直接因素、促发因素或危险因素。包括病理生理、治疗、情境、年龄等方面。

3．护理诊断与医疗诊断的区别

（1）临床研究的对象不同：**护理诊断**是对个人、家庭或社区现存的或潜在的健康问题以及生命过程的反应的判断；医疗诊断是对个体病理生理改变的判断。

（2）描述的内容不同：**护理诊断**是**个体对健康问题的反应**，随患者的反应变化而变化；医疗诊断在病程中保持不变。

（3）决策者不同：护理诊断的决策者是护士，医疗诊断的决策者是医师。

（4）职责范围不同：护理诊断属于护理职责范围，医疗诊断属于医疗职责范围。

4．书写护理诊断的注意事项

（1）护理诊断的陈述应简明、准确、规范。

（2）护理诊断应包括生理、心理、社会各方面，并随着病情的发展而变化。

（3）相关因素的陈述要准确、具体，以指明护理活动的方向，有利于制订护理计划，陈述用"与……有关"的方式。

（4）一个护理诊断只针对一个健康问题。

（5）护理诊断陈述的健康问题必须是护理措施能够解决的。

（6）确定"知识缺乏"的诊断，可陈述为"知识缺乏 缺乏……方面的知识"。

（7）避免与护理目标、措施、医疗诊断相混淆。

（8）以收集的资料作为护理诊断的依据。

（9）不应有易引起法律纠纷的描述。

5．医护合作性问题——潜在并发症　合作性问题是指由护士和医师共同合作才能解决的问题（潜在并发症），多指因脏器病理生理改变所致的并发症，需要护理人员进行监测并与其他医务人员共同处理。并非所有的并发症都是合作性问题，能够通过护理措施干预和处理的属于护理诊断，不能预防或独立处理的则属于合作性问题。合作性问题有其固定的陈述方式，即"潜在并发症　××××"。潜在并发症可简写为 PC，如"潜在并发症　心律失常"或"PC　心律失常"。

6．护理诊断与医疗诊断的区别

（1）临床研究的对象不同：护理诊断是对个人、家庭或社区现存的或潜在的健康问题以及生命过程的反应的判断；医疗诊断是对个体病理生理改变的判断。

（2）描述的内容不同：护理诊断是个体对健康问题的反应，随患者的反应变化而变化；医疗诊断在病程中保持不变。

（3）决策者不同：护理诊断的决策者是护士，医疗诊断的决策者是医师。

（4）职责范围不同：护理诊断属于护理职责范围，医疗诊断属于医疗职责范围。

四、护理计划

1．护理计划及种类　是针对护理诊断制定的具体护理措施的过程，是护理行动的指南。可分为入院时护理计划、住院时护理计划和出院时护理计划 3 类。

2．制订计划的过程

（1）排列护理诊断的优先顺序

1）排序原则：①先解决直接危及生命的问题；②先解决低层次需要，再解决高层次需要；③在不违反原则的前提下，先解决患者认为最重要的问题；④先解决现存的问题，但不忽视潜在的、有危险性的问题。

2）排列顺序：①首优问题，直接威胁生命的问题；②中优问题，不直接威胁生命，但能造成身体或精神上损害的问题；③次优问题，在发展和生活变化中所产生的问题，可稍后解决。

（2）制订患者目标：指患者接受护理后，期望达到的健康状态或行为的改变，也是评价护理效果的标准。

1）分类：①近期目标，一般指 7d 以内可达到的目标；②远期目标，指需要较长时间才能实现的目标。

2）陈述：护理目标的陈述包括主语、谓语、行为标准、条件状语和评价时间。主语是护理对象时可以省略。如（患者）3 周后拄着拐杖行走 30m。

3）陈述目标的注意事项：目标必须切实可行，属于护理范畴；目标必须是患者的行为，主语是患者或患者身体的一部分；目标必须具体、可测量，有具体日期；目标应具有明确针对性，一个护理问题可有多个目标；目标应与医疗工作相协调。

（3）设定护理计划（护理措施）

1）内容：包括协助患者完成生活护理、治疗性的措施、危险问题的预防、病情及心理活动的观察、健康教育与咨询、提供的心理支持、制订出院计划。

2）类型：护理措施分为 3 种类型。①独立性护理措施：在护士职责范围内，护士可独立判断、决定的措施；②依赖性护理措施：需要医嘱才能执行的措施；③协作性护理措施：需要医护合作完成的措施。

3）注意事项：应与医疗工作相协调；应有科学的理论依据；要切实可行，既要考虑患者的实际情况和经济实力，也要考虑到护理人员的构成情况、医院设施、设备等，体现个性化；护理措施应明确、具体、全面；应保证患者的安全；措施是针对目标制定的。

（4）护理计划成文：是将护理诊断、预期目标、护理措施等按一定格式书写成文。它反映了患者病情的变化，也是护士与护士、护士与其他医务人员之间交流患者信息的工具。

五、护理实施

1．实施的过程

（1）实施前准备阶段：应思考好做什么（what，措施内容）、谁去做（who，实施人）、怎么做（how，技术和技巧）、何时做（when，措施时间）及在何地做（where，实施措施的场所）这 5 个方面问题，即"5 个 W"的问题。

（2）实施阶段：护士运用各种知识、技术和技巧去实施护理措施。实施方法有：护士完成、与其他医务人员合作完成，以及指导患者及其家属共同参与完成。

（3）实施后记录：护理记录采取 PIO 的方式记录护理活动。P（problem）代表患者的健康问题；I（intervention）代表措施；O（outcome）代表结果。

2．实施过程应注意的问题 对有疑问的医嘱应先澄清后执行。护理措施须保证安全，预防并发症的发生。在实施过程中，应鼓励患者积极主动地参与护理活动，给予患者支持和引导。要把评估和评价贯穿于实施过程中，根据病情变化灵活实施计划。

六、评价

1．步骤

（1）收集患者目前健康状态的资料。

（2）与护理目标比较，评价目标是否实现。评价是将护理结果与预定的护理目标逐一对照，对护理过程、护理效果和目标实现程度做出评定的过程。其中最重要的是护理效果的评价。根据目标实现的程度，可分为目标完全实现、目标部分实现和目标未实现。如目标部分实现或目标未实现，则护士应从以下几方面进行分析：收集的资料是否准确、全面；护理诊断是否正确，制定的目标是否正确，护理措施是否恰当，护理措施的执行是否有效，患者是否配合等。

（3）根据评价结果，调整和修订护理计划。针对目标全部实现的护理诊断，停止相应护理措施，终止计划；针对目标部分实现和目标未实现的护理诊断，修订相关护理计划；针对不存在或判断错误的诊断，删除相关护理计划。

2．评价与其他步骤的关系 评价相当于护理程序系统中的反馈，通过评价，护理程序成为一个连续的过程。评价虽然是护理程序的最后一步，但评价实际贯穿于护理程序的全过程。在评价中，应注意评估是评价的基础，评估准确、全面，才能进行有效的评价。此外，只有护理目标制定得合理、科学、准确，才能得出正确的评价。

试题精选

1. 属于主观方面的健康资料是
A. 血压 16.3/10.6kPa
B. 骶尾部皮肤破损 1cm×2cm
C. 肌张力三级
D. 头晕脑胀
E. 膝关节红肿、压痛
答案：D

2. 护理诊断描述的内容是
A. 患者对健康问题所做出的心身反应
B. 患者所患疾病的病理解剖变化
C. 患者所患疾病的病理生理状态
D. 患者生活中诱发疾病的不健康行为
E. 患者对生命健康的愿望
答案：A

3. 关于潜在健康问题的护理诊断，正确的陈述方式是
A. 潜在的……并发症：与……有关
B. 有……并发症：由……引起
C. 有……的危险：与……有关
D. 潜在的……并发症：有……危险
E. 潜在的……并发症：有……可能
答案：C

4. 患者，女，27 岁，面色苍白、无力、活动后心悸，血红蛋白 8g/L，厌食动物性食品，每天摄入热量 1 000kcal。患者主要的健康问题是
A. 疲乏
B. 活动无耐力
C. 躯体移动障碍
D. 营养失调：低于机体需要量
E. 营养失调：潜在低机体需要量
答案：B

5. 患者，女，50 岁，下蹲或腹部用力时，出现不由自主的排尿症状，其正确的护理诊断是
A. 功能性尿失禁：与膀胱过度充盈有关
B. 功能性尿失禁：与腹压升高有关
C. 反射性尿失禁：与膀胱收缩有关
D. 完全性尿失禁：与神经传导功能减退有关
E. 压迫性尿失禁：与膀胱括约肌功能减退有关
答案：E

6. 医疗诊断阐述的对象是
A. 有关个人对生活环境反应的判断
B. 有关个人对医疗技术反应的判断
C. 个人家庭社会对健康问题反应的判断
D. 个人身体病理生理变化的判断
E. 有关个人对生命照顾反应的判断
答案：D

7. 对一位成年患者，可忽略的健康资料是
A. 既往患病史
B. 免疫接种史
C. 过敏史
D. 家族病史
E. 婚育史
答案：E

8. 构成护理程序理论框架的是
A. 人类基本需要论
B. 系统论
C. 成长与发展理论
D. 适应模式
E. 保健系统模式
答案：B

9. 某人在工地上作业时被重物挤压下腹部造成骨折、尿道损伤。此患者当时排在首位的护理诊断是
A. 潜在并发症：休克
B. 有感染的危险与损伤部位积血尿外渗有关
C. 缺乏保健知识
D. 排尿异常与损伤有关
E. 焦虑与排尿不适有关
答案：A

（10～11 题共用题干）

　　患者心绞痛病史 5 年，2h 前出现心前区

压榨性疼痛，伴濒死感，舌下含服硝酸甘油，疼痛未缓解，诊断为心肌梗死。给予吸氧、重症监护、绝对卧床。

10. 患者此时首要的护理诊断是

A. 疼痛

B. 恐惧

C. 知识缺乏

D. 自理缺陷

E. 活动无耐力

答案：A

11. 确定护理诊断的主要依据是

A. 有濒死感

B. 心肌缺血缺氧

C. 未规律用药

D. 绝对卧床休息

E. 心前区压榨性疼痛

答案：E

第9单元 舒适、休息、睡眠、活动

一、舒适

（一）概念

舒适是一种主观的自我感受，是身心健康、满意、没有疼痛、没有焦虑的轻松自在的感觉。最高水平的舒适是一种健康状态，是处在一种无忧、无虑、无痛苦、心理满足，精力充沛、身体安逸的状态，是身心满足，身体安逸的感觉。

（二）影响因素

舒适与不舒适是一种较为复杂的自我感受，受到多种因素的影响。

1. 身体方面的因素　①疾病造成的症状和体征；②不适当的体位；③活动受限；④身体清洁卫生的原因。

2. 心理方面的因素　①恐惧与焦虑；②陌生环境的压力；③面临角色改变的压力；④不被关心与尊重。

3. 社会方面的因素　①角色适应不良，出现角色行为冲突、角色行为紊乱，不能安心治疗、休养，影响疾病康复。②缺乏支持系统，缺少关心和帮助，被亲朋、好友忽视，缺少经济支持等。

4. 环境方面的因素　①医院的物理环境包括病室内的温度、湿度、光线，墙壁的颜色，噪声等；②医院的人际关系环境。

（三）促进患者舒适的护理措施

1. 细致评估　应及时发现不舒适并找出原因。

2. 针对具体原因　采取有效措施消除或减轻患者的不适。

3. 建立良好的护患关系　护士与患者合作是至关重要的，良好的护患关系是打开共同合作的渠道，是实施护理措施的必要条件。护士尽量采取不作评论的倾听方式，使患者能够述说内心的苦闷，宣泄压抑。

4. 心理支持　对由于心理因素引发的不舒适，护士应找到其症结所在，才能做好心理护理，消除或减轻患者的不适。

5. 维持患者舒适体位　卧位的性质可按自主性、卧位平稳性分类。

（1）按自主性分类：①主动卧位。患者根据自己的习惯在床上采取最舒适、最随意的体位。主动卧位适用于轻症患者。②被动卧位。患者自己无能力变换体位，躺在被他人安置的体位。被动卧位适用于昏迷、瘫痪、极度衰弱等患者。③被迫卧位。患者意识清楚，也有变换体位的能力，但为了减轻痛苦或治疗需要而被迫采取的体位。如肺源性心脏病引起呼吸困难的患者常采取端坐位，膀胱镜检查采取截石位等。

（2）按卧位平稳性分类：①稳定性卧位。身体支撑面大，重心低，平衡平稳。如平卧位。②不稳定性卧位。身体支撑面小，重心较高，难以平稳，患者易造成肌肉紧张，不舒适。如身体姿势不正确的侧卧位、半坐卧位。

（3）医院常用的卧位

1）仰卧位：①去枕仰卧位。适用范围为全身麻醉未清醒或昏迷患者，以防止呕吐物流入气管，引起窒息或肺部感染；椎管内麻醉或脊髓腔穿刺后 6～8h 的患者，以免过早抬高头部致使脑脊液自穿刺处渗出至脊膜腔外，造成脑压过低，牵张颅内静脉窦和脑膜等组织而引起头痛。要求，去枕仰卧，**枕头横置床头**，头偏向一侧。②屈膝仰卧位。适用范围为腹部检查、导尿及会阴冲洗等。要求，患者仰卧，头下垫枕，两臂置于身体两侧，两足平踏于床上，两膝屈起并稍向外分开。③中凹卧位。适用范围为休克患者，抬高头胸部，有利于呼吸道通畅，改善缺氧症状；抬高下肢，有利于静脉血回流，增加回心血量，缓解休克的症状。要求头胸抬高 10°～20°，下肢抬高 20°～30°。

2）侧卧位：适用范围为灌肠、肛门检查及配合胃镜、肠镜检查；臀部肌内注射；预防压疮时，侧卧位与平卧位交替使用，便于减轻局部受压。要求，患者侧卧，两臂屈肘，一手放在枕旁，一手放在胸前，下腿伸直，上腿弯曲；两膝间、胸背部置软枕，扩大支撑面，增进舒适和安全。

3）半坐卧位：适用范围为心肺疾病引起的呼吸困难，由于重力作用使膈肌下降，胸腔容积扩大，减轻腹腔脏器对心肺的压迫，增加肺活量。同时由于回心血量减少，减轻肺部淤血和心脏负担，改善呼吸困难。腹腔、盆腔手术后或有炎症的患者可使腹腔渗出液流入盆腔，感染局限化，同时可防止感染向上蔓延引起膈下脓肿。此外，腹部手术后的患者还可减轻腹部缝合处的张力，减轻疼痛，有利于切口愈合。面部及颈部手术后的患者（减少局部出血）。恢复期体质虚弱的患者（适应体位变化，向站立过渡）。要求先摇起床头支架成 30°～50°，再摇起膝下支架。放平时先放下膝下支架，再放下床头支架。

4）端坐位：适用范围为支气管哮喘发作、急性肺水肿、心包积液、阵发性呼吸困难等患者极度呼吸困难，被迫采取端坐呼吸。要求床头抬高 70°～80°，膝下支架 15°～20°。床上放一跨床小桌，桌上放软枕，患者身体稍前倾，于桌上休息，也可向后靠。

5）俯卧位：适用范围为腰背部手术或检查，胰、胆管造影检查等；腰、背、臀部有伤口，不能平卧或侧卧者；胃肠胀气所致的腹痛使腹腔容积增大，能缓解疼痛。要求患者俯卧，胸、髋、踝各置软枕，身体后部显露，腹腔容积增大。

6）头低足高位：适用范围为十二指肠引流，有利于胆汁排出；肺分泌物引流，有利于痰液咳出；产妇胎膜早破时，减轻腹压，降低羊水冲力，防止脐带脱垂；跟骨、胫骨结节、骨盆骨折牵引时可利用人体重力作为反牵引力。要求患者仰卧，枕头横立于床头，床尾垫高 15～30cm。

7）头高足低位：适用范围为减轻颅内压、预防脑水肿；颅脑手术后及颈椎骨折进行牵引时做反牵引力。要求患者仰卧，枕头横立于床尾，床头垫高 15～30cm。

8）膝胸卧位：适用范围为矫正子宫后倾或胎位不正；促进产后子宫复原；肛门、直肠及乙状结肠的检查和治疗。要求，患者跪卧，两小腿平放床上，稍分开，大腿与床面垂直，胸部贴床面，腹部悬空，臀部抬起，头偏一侧，两臂屈肘，置于头的两侧。

9）截石位：适用范围为会阴与肛门部位检查、治疗或手术；产妇分娩。要求患者仰卧于检查台上，两腿分开放于支腿架上，臀部齐床缘，两手放于胸部或身体两侧。

（四）更换卧位的方法

1. 协助患者移向床头 ①目的：协助已滑向床尾且自己不能移回的患者，使其舒适安全。②操作方法：一人法，用于体重较轻的患者。放平床头支架，枕头横立床头，避免碰伤患者。患者仰卧屈膝，双手握住床头栏杆，护士一手托患者肩部，一手托患者臀部，嘱两足蹬床面。两人法，用于体重较重或病情较重者，放平床头支架，枕头横立床头，患者仰卧屈膝；护士分别站在床的两侧，交叉托住患者的颈、肩和臀部，同时抬起患者移向床头。两人也可以站在同侧，一人托住患者颈、肩部及腰部，另一人托住患者臀部和腘窝部，同时抬起患者移向床头。

2. 协助患者翻身侧卧 ①目的：协助卧床患者更换卧位，使患者舒适；预防并发症（压疮、坠积性肺炎等）；适应治疗和护理的需要。②操作方法：一人法，用于体重较轻患者，患者仰卧，两手放于腹部，两腿屈曲，将患者两下肢移向护士侧，再将肩部外移，护士一手扶肩，另一手扶膝轻推患者转向对侧，使其背向护士，按侧卧位法安置好患者。两人法，两护士站在床的同侧，一人托患者的颈、肩、腰部，另一人托住患者的臀部和腘窝处，两人同时抬起患者移向自己，分别托住患者肩、腰、臀和膝部轻推患者转向对侧，按侧卧位法安置好患者。

3. 注意事项 ①根据病情及皮肤受压情况确定翻身间隔时间。②不可拖拉，注意节力原则。③翻身前将导管安置妥当，翻身后检查是否扭曲，保持导管通畅。④为手术后患者翻身时，应先检查敷料是否脱落，如分泌物浸湿，**应先换药再翻身**。⑤颅脑手术后患者，头部翻转过剧可引起脑疝，压迫脑干，导致死亡。故颅脑手术后卧于健侧或平卧，且头高足低。⑥骨牵引的患者翻身时不可放松牵引。⑦石膏固定和伤口较大的患者，翻身时和翻身后应防止患处受压。

二、疼痛

1. 概述 疼痛是临床工作中最常见、最重要的征象与症状，是患者最为痛苦的感受。是不舒适的最高表现形式。个体经受或叙述有严重不适或不舒服的感受。疼痛是人的一种主观经历，疼痛者通常很难准确地形容自身的感受，护士也常常不能理解疼痛者的体验。

2. 疼痛的原因

（1）温度刺激：过高或过低的温度，接触体表后均可损伤组织，使受伤的组织释放组胺等化学物质，刺激神经末梢引起疼痛。

（2）物理损伤：刀伤、挫伤、针刺伤、碰撞伤、肌肉受压迫、组织受牵拉等，可以使局部组织受损伤，刺激神经末梢引起疼痛。

（3）化学损伤：强碱、强酸等化学物质，既能直接刺激神经末梢，引起疼痛；又可以使被损伤组织细胞释放化学物质，再次作用痛觉感受器，使疼痛加剧。

（4）病理改变：疾病造成的局部血管堵塞，组织缺血、缺氧；平滑肌痉挛或过度收缩；空腔脏器过度扩张和局部炎症等均可以引起疼痛。

（5）心理因素：情绪过度紧张、悲痛、恐惧、愤怒等均可以引起局部血管过度收缩和扩张导致疼痛。

3. 疼痛的分类 ①根据疼痛发生的原始部位将疼痛分为：皮肤疼痛、躯体疼痛、内脏疼痛、牵涉性疼痛、神经痛、假性疼痛；②根据疼痛的持续时间可分为：急性疼痛、慢性疼痛。

4. **影响疼痛的因素** ①社会文化因素；②以往的经历；③疼痛对个体的影响；④情绪因素；⑤注意力的影响；⑥个人心理因素；⑦医源性影响；⑧年龄因素；⑨对疼痛的不同反应：疼痛时可以出现生理反应、行为反应和情绪反应等。

5. **评估疼痛程度** 世界卫生组织（WHO）对疼痛程度分为以下4级：

0级：无疼痛。

1级（轻度疼痛）：有疼痛感但不严重，可忍受，睡眠不受影响。

2级（中度疼痛）：疼痛明显，不能忍受，睡眠受干扰，要求用镇痛药。

3级（重度疼痛）：疼痛剧烈，不能忍受，睡眠严重受干扰，需要用镇痛药。

6. **疼痛患者的护理诊断** ①活动无耐力：与疼痛无法活动身体有关。②清理呼吸道无效：与疼痛导致无法咳嗽、深呼吸、翻身有关。③焦虑：与疼痛无法解除或迁延不愈有关。④语言沟通障碍：与疼痛使患者不想说话或难以说话有关。⑤睡眠型态紊乱：与疼痛干扰睡眠，患者无法获得充足休息有关。

7. **护理措施** 对疼痛患者的护理方法分为**非药物性镇痛**方法和**药物性镇痛**方法。

（1）非药物性镇痛方法：①松弛术（放松疗法）；②皮肤刺激；③心理治疗；④适当的活动；⑤针灸治疗。

（2）**药物性镇痛方法**

1）非麻醉性镇痛药物：如阿司匹林等主要用于解除中等程度的疼痛。

2）麻醉性镇痛药物：如吗啡等通过中枢抑制而改变疼痛感。主要用于抑制难以承受的疼痛。使用药物镇痛时应注意：在为患者发药或使用药品之前，护士应对药品的基本性能及可能产生的不良反应、药品剂量、给药途径、注意事项等有一个基本的了解；在未明确疼痛的情况下，不宜随便给镇痛药，以免延误病情；在给镇痛药时**开始剂量较大**，以后改为维持量，在没有配伍禁忌的情况下，多种镇痛药物可以联合使用；如果非麻醉性镇痛药能够起到镇痛的效果和作用就不要使用麻醉性镇痛药物；每一个患者是一个单独的个体，这就意味着他们对镇痛药物有着不同的反应情况；在应用镇痛药物的过程中应注意观察其疗效及患者的不良反应；麻醉性药物镇痛时要注意药物的成瘾性；给药后 20～30min 记录患者应用镇痛药的效果，以判断镇痛的护理措施是否有效。如未能达到目标时，应更改护理计划。

三、休息与睡眠

1. **概述**

（1）**休息**：休息是一种安详的、无焦虑的、宁静的、无束缚的状态，是指没有任何情绪或精神压力下的松弛状态。休息是一种降低生理或心理工作的状态，从而使人感到放松，精神不紧张，身体无不适。

1）休息在健康和生病时的作用：充足的休息是维持健康所需要的；在疾病期间休息则显得更为重要。

2）休息的先决条件：生理上的舒适；减轻焦虑；充足的睡眠。

（2）**睡眠**：睡眠是休息的一种重要形式，睡眠和觉醒是维持人类生命活动所必需的生理现象。通过睡眠，可以使人体的精力和体力得到恢复，睡眠后保持良好的状态。

1）睡眠生理：睡眠和觉醒具有一定的规律和节奏。睡眠分为正相睡眠和异相睡眠，按睡眠深度正相睡眠分成 4 个时期，**正相睡眠**（慢波睡眠）主要是大脑皮质的休息，4 期具有促进体力及精力恢复的功能。**异相睡眠**（快波睡眠）出现在正相睡眠之后，很难唤醒。眼肌活跃，眼球迅速转动，除眼肌外全身肌肉松弛，出现梦境，血压、心率、心排血量增加，肾上腺素大量分泌。

2）影响睡眠的因素与睡眠障碍：①影响睡眠的因素。年龄、生理因素、病理因素、心理因素、环境因素、睡眠周期节律被破坏、药物因素。②睡眠障碍。**失眠**是睡眠失常中最常见的一种，按原因可分为原发性失眠症与继发性失眠。原发性失眠症是一种综合征，包括难以入睡、睡眠中多醒或早醒；继发性失眠又称环境性失眠，常继发于疼痛或其他躯体疾病，或继发于药物滥用、抑郁，继发性失眠的持续时间常较短暂；**睡眠过多**是睡眠过多或是长期处于睡眠状态；**异常睡眠：睡行症**（梦游症）是异常睡眠中最常见的一种，它常发生于正相睡眠的第三、四期，多见于儿童，与遗传、性格和神经功能失调有关。

2．促进患者休息与睡眠的护理措施

（1）促进患者休息的护理措施：①解除焦虑；②医院环境的控制，应尽可能地为患者提供一个安静、舒适的住院环境，保持室内湿度、温度的适宜，空气清新，少噪声；③有计划地为患者安排各项诊疗活动，这样可以避免患者过于劳累，各种操作及治疗应尽可能的在白天完成；④对于绝对卧床的患者，护士应有计划地为患者进行翻身、协助患者进食等活动；⑤尊重患者的休息习惯与方式；⑥协助患者进行自我放松。

（2）促进睡眠的护理措施：①睡眠的评估。护士应该首先评估患者的**睡眠状况**。②制订促进睡眠的护理措施。护士了解患者有关睡眠情况的主要目的是为了能提供有针对性护理的措施，将睡眠障碍降到最低限度。可以从 3 个方面采取措施：包括减少生理的不适、减少个体的压力、减少环境和习惯影响因素。

四、活动

（一）概述

1．活动的重要性　①提高心、肺功能；②提高肌肉的强度与耐力；③保持关节灵活性；④提高骨密度；⑤防止便秘的发生；⑥有助于睡眠；⑦降低紧张程度。

2．活动受限的原因　①疼痛；②神经系统损伤，损伤严重时会永久性地改变人体的活动能力；③肌肉、关节和骨骼的器质性损伤；④精神心理因素；⑤治疗与护理需要；⑥其他如残障患者、过度肥胖患者等都会出现身体活动受限。

3．活动受限对机体的影响

（1）对皮肤的影响：长期卧床不能活动的患者，对皮肤影响最大的问题是压疮。

（2）对骨骼和肌肉的影响：长期不活动或活动量减少会引起全身肌肉软弱无力、骨质疏松、关节僵硬、肌肉萎缩、足下垂等关节肌肉变形，严重者会导致运动系统功能失调或丧失。

（3）对消化系统的影响：长期不活动或活动量减少，会引起患者食欲缺乏或出现厌食，使各种营养物质摄入量不足，加之疾病的消耗则导致负氮平衡，久而久之会出现营养不良。活动量减少使胃肠道蠕动减慢，厌食后纤维素及水分摄入量减少，则会出现便秘。

（4）对心血管系统的影响：长期卧床患者对心血管系统的影响，其一，会出现直立性低血压。原因是当人体突然直立时，小动脉尚未收缩，而造成血压突然下降；其二，会出现深静脉血栓，机体不活动时间愈长，发生深静脉血栓的概率愈高。

（5）对呼吸系统的影响：长期卧床患者对呼吸系统的影响，主要是坠积性肺炎和二氧化碳潴留。其原因是长期卧床患者胸部扩张受限，有效通气减少；加之病情重，有些患者处于衰竭状态，无力进行有效深呼吸，又无力将呼吸道内堆积的大量分泌物排除体外，这种情况持续存在会发生肺内感染，导致坠积性肺炎，同时也影响了氧气的正常交换。

（6）对泌尿系统的影响：长期卧床患者对泌尿系统的影响是排尿姿势改变后出现排尿困难，若长期存在，膀胱膨胀会造成逼尿肌过度伸展，机体对膀胱胀满的感觉不敏感，形成尿潴留。长期尿潴留又会使正常排尿的冲洗作用减弱，使细菌大量繁殖，致病菌逆行造成泌尿系统感染。

（7）对社会心理方面的影响：长期卧床患者常常会出现焦虑、忧郁、愤怒、自卑、失望、失眠、自尊受损、敌对情绪等。也会因为给家里造成经济困难而产生巨大的心理压力。

（二）促进活动的护理措施

1．患者活动的评估

（1）一般资料：年龄是决定机体需要和耐受活动程度的重要因素之一。

（2）心肺功能：活动会增加机体耗氧量，加重心脏负担。

（3）关节功能：通过主动运动和被动运动来观察关节活动范围有无受限，有无关节僵硬、变形，活动时有无关节疼痛和响声。

1）主动运动：是让患者自己移动每个关节，做关节的伸、屈、收、展等活动。

2）被动运动：是由护士或患者家属为患者移动每个关节，做关节的伸、屈、收、展等活动。

（4）骨骼肌肉状态：要完成日常活动，既要有健康的骨骼组织又要有良好的肌力。肌张力正常时，触诊肌肉有坚实感。肌张力减弱时，触诊肌肉有松软感。临床上可以通过机体收缩特定肌肉群的能力来评估肌力，肌力程度一般分为6级。

0级：完全瘫痪、肌力完全丧失。

1级：可见肌肉轻微收缩，但无肢体运动。

2级：肢体可移动位置，但不能抬起。

3级：肢体能抬离床面，但不能对抗阻力。

4级：能做对抗阻力的运动，但肌力减弱。

5级：肌力正常。

（5）机体活动能力：通过对患者日常活动的观察来判断其活动能力。一般机体的活动能力可分为5度。

0度：完全独立，可自由活动。

1度：需要使用设备或器械（如拐杖、轮椅）。

2度：需要他人的帮助、监护和教育。

3度：既需要他人的帮助，也需要设备或器械。

4度：完全不能独立，不能参加活动。

（6）疾病性质与严重程度。如昏迷、截瘫、大手术后等患者，活动完全受限，只能卧床；

慢性病、轻症患者则对活动影响较小。

（7）心理状况：患者的心理状况对完成活动有重要的影响。

2．对患者活动的指导

（1）选择合适卧位：根据病情为卧床患者取舒适、稳定的卧位，使全身尽量放松，减少肌肉和关节的紧张。

（2）预防压疮：①避免局部组织长期受压，即保持受压部位床面平坦，使受压均匀；应用软枕架空缺乏脂肪保护的骨突处，支持身体空隙部位；间歇性解除压力是有效预防压疮的关键，定时变换体位，一般 2h 翻身 1 次，必要时 30min 翻身 1 次；翻身时避免拖、拉、推动作。②按摩和活动受压处皮肤等。

（3）保持脊柱正常生理弯曲和关节的功能位置：卧床患者的颈部及腰部用软枕支托，以保持脊柱正常生理弯曲。随时注意保持各关节功能位置，防止关节畸形和功能丧失。

（4）进行关节活动范围练习以维持关节活动性：关节活动范围练习，简称 ROM 练习，是指根据每一特定关节可活动的范围来对此关节进行屈曲和伸展的运动。是维持关节可动性、防止关节痉挛和形成粘连，恢复和改善关节功能的有效锻炼方法。活动受限患者应该尽快开始 ROM 练习，每天进行 2～3 次。

（5）进行肌肉等长练习和等张练习

1）肌肉等长练习：肌肉收缩时肌纤维不缩短，即可增加肌肉的张力而不改变肌肉的长度。因为其不伴有明显的关节运动，故等长运动又称静力练习。如膝关节完全伸直定位后，进行股四头肌的收缩、松弛运动。等长练习常用于患者受损伤后加强肌肉力量的锻炼。肌肉等长练习的优点是不引起明显的关节运动，可以在肢体被固定时早期应用，以预防肌肉萎缩。可在关节内损伤、积液、某些炎症存在情况下使用。肌肉等长练习的缺点主要是增加静态肌力，并有关节角度的特异性。

2）肌肉等张练习：肌肉收缩时肌纤维缩短，肌肉长度改变，即对抗一定的负荷做关节的活动锻炼。此练习最常用。因为其伴有大幅度关节运动，又称动力练习。大负荷下重复次数的练习有利于增加肌肉力量，并促进关节功能。肌肉等张练习的优点是动态运动比较符合大多数日常活动的肌肉运动方式，同时有利于改善肌肉的神经控制。

进行肌肉锻炼的注意事项：①掌握运动量及频度，每次练习达到肌肉适度疲劳，其后有适当间歇让肌肉充分复原，一般每日或隔日练习 1 次。②肌肉锻炼的效果与练习者的主观努力密切相关，必须使患者充分理解、合作，使其掌握运动要领。③肌力锻炼不应该引起明显疼痛。疼痛常为损伤的信号，且反射性地引起前角细胞抑制，妨碍肌肉收缩，无法取得锻炼效果。④肌力锻炼前要做准备活动，锻炼后要做放松活动。⑤注意观察肌肉等长收缩引起的升压反应及增加心血管负荷作用。有轻度高血压、冠状动脉粥样硬化性心脏病（冠心病）或其他心血管病变时慎用肌力练习，有严重心血管病变患者禁忌肌力练习。

📑 试题精选

1．影响舒适的心理方面因素不包括

A．环境陌生

B．焦虑

C．护患关系

D．角色改变

E．自尊受损

答案：C

2. 对 3 岁以上的儿童评估疼痛的程度时，选择的最佳工具是

A. 数学式评估工具

B. 描述式疼痛评估工具

C. 面部表情疼痛测量图

D. 疼痛阈式评估工具

E. 文字式评估工具

答案：C

3. 患者患乙型肝炎入传染科住院隔离治疗，限制其活动，属于

A. 焦虑造成活动受限

B. 活动系统功能受限

C. 社会因素的需要

D. 治疗措施的需要

E. 疾病影响机体活动

答案：D

4. 男性，56 岁，贲门癌引起上腹部疼痛、呕吐、厌食、黑粪，行胃大部切除术后，为患者取半坐卧位的目的是

A. 减少局部出血

B. 使静脉回流量减少

C. 减轻肺部淤血

D. 减少呼吸困难

E. 减轻伤口缝合处的张力

答案：E

5. 孕妇胎膜早破，应采取的卧位是

A. 头高足低位

B. 去枕平卧位

C. 头低足高位

D. 仰卧屈膝位

E. 膝胸卧位

答案：C

6. 患者右侧支气管有炎性分泌物需要引流，应采取的正确卧位是

A. 侧卧位

B. 头低足高位

C. 头高足低位

D. 右侧头低足高位

E. 左侧头低足高位

答案：E

7. 支气管哮喘发作时患者取

A. 仰卧位

B. 端坐位

C. 俯卧位

D. 平卧位

E. 头低足高位

答案：B

8. 不适于采取端坐位的患者是

A. 心力衰竭

B. 心包积液

C. 休克

D. 支气管哮喘

E. 急性肺水肿

答案：C

9. 脊髓腔穿刺后，患者脑压过低引起头痛的机制是

A. 脑部血液循环障碍

B. 脑代谢障碍

C. 脑部缺血、缺氧

D. 脑压过低牵张颅内静脉窦和脑膜

E. 脑膜受刺激

答案：D

10. 颅脑手术后，患者头部翻转过剧可引起

A. 蛛网膜下腔出血

B. 血栓形成

C. 脑疝

D. 脑出血

E. 栓塞

答案：C

11. 帮助患者更换卧位不正确的是

A. 带有导管的患者，翻身前应先将导管安置妥当

B. 手术后患者翻身前，应先查敷料有无潮湿，必要时先换药

C. 颅脑手术后的患者应卧于患侧

D. 颈椎和颅骨牵引的患者翻身时不可放松

E. 翻身时尽量让患者靠近护士

答案：C

（12～13 题共用题干）

患者，男，25 岁，车祸后下肢受伤

12．一段时间的康复后，需要用轮椅协助，其活动能力为

A．4 度

B．3 度

C．2 度

D．1 度

E．0 度

答案：D

13．该患者肢体可移动位置，但不能抬起。其肌力程度为

A．4 级

B．3 级

C．2 级

D．1 级

E．0 级

答案：C

（14～15 题共用题干）

患者因经常夜间睡眠时离床到院子里活动，醒后对所发生的事情不能回忆，诊断为梦游症

14．该患者夜晚出来活动可能发生于

A．慢波睡眠第 I 时相

B．慢波睡眠第 II 时相

C．慢波睡眠第 III 时相

D．慢波睡眠第 IV 时相

E．异相睡眠

答案：D

15．该患者梦游症所处睡眠分期的特点是

A．睡眠最浅

B．易被唤醒

C．难以唤醒

D．很难唤醒

E．极难唤醒

答案：E

第 10 单元 营养与饮食

一、人体营养的需要

（一）热能

热能是一切生物体包括人类维持生命和一切活动所必需的能量。<u>能量来源</u>于食物中的<u>蛋白质、脂肪、糖类</u>，它们在体内经过酶的催化作用和进行生物氧化将热能释放出来。因此称蛋白质、脂肪、糖类是产热营养素。它们在体内氧化时，实际供给热能分别是：蛋白质 16.7kJ/g、脂肪 37.6kJ/g、糖类 16.7kJ/g。

蛋白质、脂肪、糖类三大营养素<u>所供热能占总热能的百分比是：蛋白质占 10%～14%、脂肪占 20%～25%、糖类占 60%～70%。</u>

（二）营养素

1．蛋白质

（1）概念：蛋白质是由多种氨基酸组成的，是一切生命的物质基础，正常人体内 16%～19%是蛋白质。

（2）生理功能：①构成和修补人体细胞组织；②构成酶和激素；③维持血浆胶体渗透压；④构成抗体；⑤供给热能。

（3）分类：构成蛋白质的 20 余种氨基酸可分为两类。<u>一类是**必需氨基酸**，它在人体中不能合成或合成不足，必须从食物中获得，共 8 种，即**亮氨酸、异亮氨酸、色氨酸、赖氨酸、蛋氨酸、苯丙氨酸、苏氨酸、缬氨酸**；另一类是**非必需氨基酸**</u>，它能在人体内合成，食物也可以供给一部分。

（4）蛋白质的食物来源：肉、水产品、蛋、奶及奶制品等来源于动物，它含有所有必需氨基酸故称为完全蛋白质食物。豆类、种子植物及干果类多来源于植物，它只含有部分必需氨基酸称为不完全蛋白质食物。其中黄豆的蛋白质营养价值较高，因此，将动物蛋白质与大豆蛋白质称为<u>优质蛋白质</u>。

2．脂肪　脂肪富含热能，包括中性脂肪和类脂。中性脂肪是由甘油和脂肪酸组成又称三酰甘油。类脂是溶于脂肪或脂肪溶剂的物质。

（1）分类：脂肪中的脂肪酸又分为饱和脂肪酸和不饱和脂肪酸。<u>不饱和脂肪酸中的亚油酸、亚麻酸、花生四烯酸在体内不能合成，必须由食物供给，故称**必需脂肪酸**。</u>

（2）生理功能：①供给和储存热能；②构成身体组织；③供给必需脂肪酸：必需脂肪酸有促进发育，维持皮肤和毛细血管健康，降低胆固醇及三酰甘油，防治冠状动脉粥样硬化性心脏病（简称冠心病）的作用；④促进脂溶性维生素吸收；⑤保护脏器，维持体温。

（3）脂肪的食物来源：烹调油、动物性食品和坚果类含脂肪量较高，如肉、蛋黄、乳类、花生、芝麻、核桃、豆类等。谷类脂肪含量较少。

3．糖类

（1）分类：糖类根据分子结构可分为单糖，如葡萄糖、果糖；双糖，如蔗糖、麦芽糖、乳糖；多糖，如淀粉、糖原、纤维素、果胶等。

（2）生理功能：①供给热能。糖类是人们饮食中热量的主要来源。②构成神经和细胞。③保肝解毒。④节省蛋白质。摄取充足糖类能避免蛋白质分解生热，让进入人体的蛋白质用于建造身体组织。⑤抗生酮作用。缺乏糖类时脂肪氧化不完全形成酮体，酮体积聚体内过多可引起酮症酸中毒。

（3）糖的食物来源：主要来源是谷类和根茎类食品，如粮食、薯类含有大量淀粉；其次是各种食糖，如蔗糖、麦芽糖等；蔬菜、水果中含少量单糖，是果胶、纤维素的主要来源。

4．矿物质及微量元素　矿物质是一组无机元素，也称无机盐，约占成年人体重的 4%。它包括除碳、氢、氧、氮以外的体内各种元素。人体矿物质一般分为两类，其中常量元素包括：钙、镁、钾、钠、磷、氯、硫 7 种；微量元素包括：铁、碘、铜、锌、锰、镍、钴、锡、硒、钼、铬、硅、氟、钒等。

（1）缺钙：可引发生长发育迟缓，新骨结构异常，佝偻病、骨骼变形，出现 "O" 形腿。钙的食物来源：奶及奶制品、海带、小虾米皮、芝麻酱、豆类、绿色蔬菜、骨粉、蛋壳粉。

（2）缺锌：患者可有食欲缺乏、异食癖。锌的食物来源：动物食品、海产品、奶、蛋、坚果类等。

（3）缺铁：会引起体液与细胞免疫，同时可使皮肤黏膜的防御功能降低。铁的食物主要来源：动物肝脏、动物全血、肉类、蛋类、豆类、绿色蔬菜等。

5．维生素　分为**脂溶性维生素**和**水溶性维生素**。

（1）脂溶性维生素：包括**维生素 A、维生素 D、维生素 E、维生素 K**。

1）维生素 A：维生素 A 缺乏所患疾病，**如干眼病、夜盲症**。食物主要来源：动物肝脏、鱼肝油、奶制品、禽蛋类、有色蔬菜及水果等。

2）维生素 D：维生素 D 缺乏所患疾病，**如佝偻病、骨质软化症**。食物主要来源：海鱼及动物肝脏、蛋黄、奶油；体内转化。

3）维生素 E：维生素 E 缺乏所患疾病，**如影响生育**。食物主要来源：植物油、谷类、坚果类、绿叶蔬菜等。

4）维生素 K：维生素 K 缺乏所患疾病，**如血液凝固障碍**。食物主要来源：肠内细菌合成；绿色蔬菜、动物肝脏。

（2）水溶性维生素：包括**维生素 B_1、维生素 B_2、维生素 PP、维生素 B_6、维生素 B_{12}、维生素 C 及叶酸**。

1）维生素 B_1：维生素 B_1 缺乏所患疾病，**如脚气病**。食物主要来源：动物内脏、肉类、豆类、花生、未过分精细加工的谷类。

2）维生素 B_2：维生素 B_2 缺乏所患疾病，如唇炎、口角炎、阴道炎。食物主要来源：动物肝脏、禽蛋类、奶类、豆类、花生、新鲜绿叶蔬菜等。

3）维生素 B_6：维生素 B_6 缺乏所患疾病，如唇炎、口腔炎。食物主要来源：畜禽肉及其内脏、鱼类等。

4）维生素 B_{12}：维生素 B_{12} 缺乏所患疾病，如虚弱、减重、贫血。食物主要来源：动物内脏、发酵豆制品、新鲜绿叶蔬菜。

5）维生素 C：维生素 C 缺乏所患疾病，如**坏血病**。食物主要来源：新鲜蔬菜和水果。

6）维生素 M：维生素 M 缺乏所患疾病，如**巨幼红细胞贫血**。食物主要来源：动物内脏、发酵豆制品、新鲜绿叶蔬菜。

二、医院饮食

（一）基本饮食

1．普通饮食　适用于病情较轻或疾病恢复期，消化功能正常的患者。每日进餐 3 次。

2．软质饮食　适用于老、幼患者及有口腔疾病或术后恢复期的患者。以软烂、无刺激性易消化为主，菜和肉应切碎、煮烂。<u>一般每日**进餐 3～4 次**</u>。

3．半流质饮食　<u>适用于发热、体弱、消化道疾病、咀嚼不便、手术后等患者。食物呈**半流质状**，无刺激性、易于咀嚼及吞咽</u>。

4．流质饮食　适用于高热、口腔疾病、各种大手术后、急性消化道疾病、危重或全身衰竭等患者。食物呈液体状，如**奶类、米汤等**。因所含热量及营养素不足，只能短期使用。每 2～3 小时 1 次，<u>每次 200～300ml</u>。

（二）治疗饮食

1．高热能饮食　<u>用于热能消耗较高的患者。适用于甲状腺功能亢进症、高热、烧伤等患者及产妇。主要是在基本饮食的基础上加餐两次**高热能食品**</u>。每日总热量为 3000kcal。

2．高蛋白饮食　适用于长期消耗性疾病（如结核）、严重贫血、烧伤、肾病综合征、大手术后及癌症晚期的患者。主要是增加蛋白质的量，按体重计算 1.5～2g/（kg·d），但总量不超过 120g/d，总热量 2500～3000kcal。

3．低蛋白饮食　<u>适用于急性肾炎、尿毒症、肝性脑病等患者。成年人蛋白质总量<40g/d，病情需要时可低于 20～30g/d；肾功能不全者忌食豆制品，肝性脑病者以植物蛋白为主</u>。

4．低盐饮食　适用于急慢性肾炎、心脏病、肝硬化伴腹水、重度高血压、水肿较轻的患者。<u>成年人进食盐量不超过 2g/d</u>。禁食一切腌制食品，如咸菜、咸肉、皮蛋等。

5．无盐低钠饮食　无盐饮食适应证<u>基本同低盐饮食</u>，但水肿较重者，除食物中自然含钠外，烹调时不放食盐。低钠饮食：<u>除无盐外，还须控制食物中的含钠量，每日摄入的钠量应低于 0.5g，禁用腌制食物</u>。禁含钠多的食物及药物，如油条、挂面、汽水和碳酸氢钠等药物。

6．低脂肪饮食　<u>适用于肝、胆、胰疾病，高脂血症、动脉硬化、冠心病、肥胖症及腹泻等患者</u>。脂肪含量少于 50g/d，肝、胆、胰病患者少于 40g/d。避免动物脂肪的摄入。

7．低胆固醇饮食　适用于高胆固醇血症、高脂血症、动脉硬化、高血压、冠心病等患者。成年人胆固醇摄入量低于 300g/d，禁用或少用动物内脏、鱼子、蛋黄、肥肉和动物油等。

8．少渣或无渣饮食　适用于伤寒、痢疾、肛门疾病、腹泻、肠炎、食管胃底部静脉曲张、咽喉部及消化道手术患者。要求食物纤维含量少、少油、不用刺激性调味品及坚硬、碎骨食物。

9．高纤维素饮食　适用于便秘、肥胖症、高脂血症、糖尿病等患者。食物宜食芹菜、卷心菜、粗粮、豆类等含纤维素多的食物。

（三）试验饮食

1．胆囊造影饮食　适用于需要用 X 线或 B 超进行胆囊检查的患者。检查前 1d 午餐进高脂肪饮食，可刺激胆囊收缩和排空，有助于造影剂进入胆囊；晚餐进无脂肪、低蛋白、高糖类的清淡饮食，晚餐后口服造影剂，禁食、禁烟至次日上午摄 X 线检查。检查日晨禁食，第一次摄片后**进食脂肪餐**，脂肪量不低于 50g，30min 后再次摄片观察。

2．隐血试验饮食　协助诊断消化道有无出血，为粪便隐血试验做准备。试验期前 3d，禁食绿色蔬菜、肉类、肝、动物血、含铁丰富的食物或药物，以免造成假阳性反应。可食米面、牛奶、豆制品、冬瓜、白菜、土豆等。

3．肌酐试验饮食　用于协助检查、测定肾小球的滤过功能。试验期为 3d，禁食富蛋白食物，如肉类、禽类、鱼类，禁饮茶和咖啡；全日主食在 300g 以内，蛋白质总的摄入量＜40g，以排除外源肌酐的影响。蔬菜、水果、植物油不限，热量不足可以辅以藕粉和含糖点心等。第 3 天测**尿肌酐清除率**及**血浆肌酐**含量。

4．甲状腺 ^{131}I 试验饮食　用于甲状腺功能检查者；试验期间**禁用含碘食物**及药物，如海带、海蜇、紫菜、含碘盐，禁用碘做局部消毒，**试验期为 2 周**，2 周后做 ^{131}I 功能测定。

三、饮食护理

（一）营养的评估

1．根据身高、体重、皮褶厚度，进行营养状况评估

（1）我国常用的标准体重计算公式如下。

$$男性：标准体重（kg）=身高（cm）-105$$
$$女性：标准体重（kg）=身高（cm）-105-2.5$$

（2）实测体重占标准体重的百分数计算公式如下。

$$\frac{实测体重-标准体重}{标准体重}\times100\%$$

测量患者的身高和体重值，按公式计算出标准体重值，用实测体重值占标准体重值的百分数来评估营养状况。实测体重与标准体重加减 10% 以内为正常范围；超过 10%～20% 为过重；超过 20% 为肥胖；低于 10%～20% 为消瘦；低于 20% 以上为明显消瘦。

2．通过毛发、皮肤、指甲、骨骼和肌肉等方面评估护理对象的基本营养状况。

3．一般饮食形态包括进餐次数、时间长短、进食方式、摄食种类及量、食欲状况、饮食有无规律、有无偏食等。

4．补充品的使用包括种类、剂量、服用时间等。

5．既往饮食调配成功或不成功的经验。

（二）患者饮食护理措施

1．患者进食前的护理

（1）环境的准备：去除一切不良气味及不良视觉印象。

（2）患者的准备：给予饮食营养卫生的健康教育；协助患者采取舒适的进餐姿势；取得患者同意，提供患者所熟悉并喜欢的食物。进食前暂时停止非紧急治疗、检查和护理工作。

（3）护理人员准备：根据饮食单上不同的饮食种类，协助配餐员分发饮食。

2．患者进食时的护理 督促和协助巡视病房。鼓励患者自行进食。对禁食或限量饮食的患者，要及时检查医嘱落实情况，并讲解原因，以取得配合。在不影响患者进食情况下，进行饮食健康教育。纠正不良饮食习惯及不遵守医嘱的饮食行为。鼓励卧床患者自行进食，将食物、餐具等放在方便取放的位置，必要时护士给予协助。需要喂食的患者，应按照其进食习惯、次序与方法等耐心喂食。每次喂食量及速度适中，温度适宜，饭与菜、固体与液体食物应轮流喂食。进食流质饮食的患者，可使用吸管。对双目失明或双眼被遮盖的患者还要告知喂食内容以增加进食兴趣，促进消化液分泌。患者要求自行进食时，可按照时钟平面图放置食物，并告知摆放食物名称及方向，利于患者自行摄取。

3．患者进食后护理 患者进餐后，注意了解进食内容、进食量。评估患者进食量，根据需要做好出入量的记录。

四、特殊饮食护理

（一）管饲饮食

1．概念 将导管经鼻腔插入胃内，从管内输注食物、水分和药物，以维持患者营养治疗需要的技术。

2．适应证 不能经口进食者，如口腔疾病、口腔手术后、食管狭窄、食管气管瘘某些手术后或肿瘤患者；不能张口的患者，如昏迷、破伤风、早产儿及病情危重的患者；拒绝进食的患者，以保证其营养需求。

3．禁忌证 上消化道出血，食管、胃底静脉曲张，鼻腔、食管手术后及食管癌和食管梗阻的患者。

4．鼻饲法操作要点

（1）向患者讲解操作目的、过程及配合方法，解除患者顾虑、恐惧及紧张情绪，使患者有安全感。

（2）插管长度：成年人插入长度为45～55cm，体表测量法为前额发际至胸骨剑突处或由鼻尖经耳垂到胸骨剑突处的距离。

（3）经鼻腔插管插入14～16cm（咽喉部）时，嘱患者做吞咽动作。

（4）插管过程出现恶心、呕吐症状时，可暂停插入，嘱患者深呼吸或吞咽动作；若出现呛咳、呼吸困难、发绀等现象时，表明误入气管，应该立即拔出，休息后重新插管。当插管不畅时，要检查胃管是否盘绕在口咽部，此时可将胃管拔出。

（5）昏迷患者的吞咽和咳嗽反射消失，不能配合操作，为提高插管成功率，取去枕平卧位，将患者的头后仰。当胃管插至会厌部，即 14～16cm 时，将患者的头部托起，使下颌靠近胸骨柄，以增大咽喉部通道的弧度，便于胃管顺利通过会厌部。

（6）插管时动作应轻稳，尤其是胃管通过食管的3个狭窄处（环状软骨水平处、平气管分叉处、食管通过膈肌处）的时候，以免损伤食管黏膜。

（7）确认胃管位置的方法：确认胃管是否在胃内的方法有3种。①抽液法：注射器连接胃管末端抽吸胃液时，有胃液被抽出，是最常用最准确的一种方法。②听诊法：听诊器置胃部（剑突下），向胃管内注入空气10ml，能够听到气过水声。③呼气法：呼气时将胃管末端置于盛水的治疗碗内，无气泡逸出，此法慎用。

（8）灌注食物要点：①必须先确认胃管在胃内后方可注食。②患者取半卧位，注食前后需注入少量温开水，避免胃管腔内有残余鼻饲液，否则容易出现鼻饲液变质、胃管堵塞或引起胃肠炎。③每次注入食量不超过 200ml，间隔时间不少于 2h，食物温度为 38～40℃，不可过冷或过热。④通过鼻饲管给药时，应将药片先研碎、溶解后再注入。

（9）鼻饲后：协助清洁口腔、鼻腔，整理床单位，嘱患者保持原卧位 20～30min。长期鼻饲患者，每日进行 2 次口腔护理。记录插管时间、患者反应、鼻饲液种类及量等。

5．拔胃管要点

（1）长期鼻饲定期更换胃管：乳胶胃管每周更换 1 次，硅胶胃管每月更换 1 次。

（2）更换胃管时：应在当天晚上最后 1 次灌注食物后拔管，翌日晨从另一侧鼻孔插管。

（3）拔管前：需夹闭胃管末端，避免拔管时液体反流入呼吸道。

（4）拔管时：在患者深呼气时拔管，拔管至咽喉处时，宜快速拔出，以免胃管内残留液体流入气管。

（5）拔管后：协助清洁口腔、鼻腔，擦去胶布痕迹，整理床单位及用物，洗手并记录。

（二）要素饮食

1．要素饮食　要素饮食又称元素饮食，是一种化学精制食物，含有人体所需、易于吸收的营养成分，包括游离氨基酸、单糖、主要脂肪酸、维生素、无机盐和微量元素。其主要特点是由无渣小分子物质组成的，不含纤维素，不需经过消化过程，可直接被肠道吸收，且营养全面，营养价值高。适用于低蛋白血症、严重烧伤、胃肠道瘘、大手术后胃肠功能紊乱、营养不良、急性胰腺炎、短肠综合征、晚期癌症等患者。

2．实施　其途径有口服、鼻饲、经胃或空肠造口滴入等。护士配制要素饮食前要洗手，配制器具要进行消毒处理，配制液需要保存在 4℃ 以下冰箱内冷藏，24h 配制 1 次，放置时间过长容易变质。一般的供给方法如下。

（1）口服法：开始剂量每次 50ml，逐渐增加至每次 100ml，依据病情每天 6～10 次，可添加柑橘汁、菜汤等。

（2）鼻饲、胃造口或空肠造口法：温度 38～40℃，滴速每分钟 40～60 滴，不宜超过 150ml/h。

3．定期评价

（1）定期检查血糖和尿糖：有些患者因为应用高糖饮食后，会出现高血糖症而出现血糖增高、尿糖阳性。所以要定期检查血糖和尿糖。

（2）定期检查出凝血时间、凝血酶原及粪便隐血：要素饮食可以改变肠道菌群，可能发生凝血功能障碍，其临床表现是消化道出血、牙龈出血。故要定期检查出凝血时间、凝血酶原及粪便隐血。

（3）定期检查氮排出量、定期测量体重：需要根据氮平衡及体重情况来调整要素饮食的输入量。因此，需要准确收集 24h 尿标本，以检查氮排出情况。同时定期测量体重。

（4）定期检查肝功能及电解质。

（三）非要素饮食

1．匀浆饮食　匀浆饮食是采用天然食物经捣碎并且搅拌后制成。其中营养成分需经肠道消化后才能够被人体吸收利用，且食物残渣量大，适用于肠道功能正常的患者。

2．整蛋白为氮源的非要素饮食

（1）含牛奶配方：其氮源为全奶、脱脂奶或酪蛋白。蛋白质生理价值高、口感好，含乳糖，患乳糖不耐受症的患者不宜应用。

（2）不含乳糖配方：其氮源为酪蛋白盐，大豆蛋白分离物或鸡蛋清固体。

（3）含膳食纤维配方：此类制剂包括添加水果、蔬菜的匀浆膳和以大豆多糖纤维形式添加膳食纤维的非要素膳。适用于肾衰竭、葡萄糖不耐受、结肠疾病、便秘和腹泻等患者。

试题精选

1．属于脂溶性的维生素是

A．维生素 K

B．维生素 C

C．维生素 B$_1$

D．维生素 PP

E．维生素 B$_6$

答案：A

2．患儿，7 岁，近 2 个月来出现异食癖，喜食煤渣，患儿缺乏的营养素是

A．钙

B．铁

C．镁

D．钾

E．锌

答案：E

3．维生素 A 缺乏可引起

A．脚气病

B．夜盲症

C．骨质疏松

D．癞皮病

E．坏血病

答案：B

4．检查胃管是否在胃内的最好方法是

A．用注射器抽出胃内容物

B．用注射器向胃内注入 10ml 空气听气过水声

C．用注射器向胃内注入 10ml 水听气过水声

D．将胃管末端放入盛水碗中观察有无气泡溢出

E．让患者晃动身体感觉是否在胃内

答案：A

5．要素饮食配制后，冰箱内冷藏，使用期限最迟不得超过

A．6h

B．8h

C．10h

D．12h

E．24h

答案：E

6．不属于治疗饮食的是

A．低脂肪饮食

B．低盐饮食

C．无盐饮食

D．禁碘饮食

E．高蛋白饮食

答案：D

7．患者，男，56 岁，因怀疑上消化道出血入院。需查粪便隐血试验，试验前 3d 可进食

A．猪肝

B．动物血

C．豆制品

D．绿色蔬菜

E．肉类

答案：C

8．为鼻饲患者灌注食物时，鼻饲液的适宜温度是

A．34～36℃

B．36～38℃

C．38～40℃

D．40～42℃

E．42～44℃

答案：C

（9～10 题共用题干）

　　患儿，3 岁，患缺铁性贫血。血红蛋白 80g/L，胸痛全身软弱无力，皮肤、黏膜、指甲苍白。

9．为给患者补充优质蛋白质，宜选择的食物是

A．馒头

B．牛肉

C．土豆

D．苹果

E．南瓜

答案：B

10．为改善贫血症状，最佳食物是

A．米粉、橙汁

B．动物肝脏、乳制品

C．鱼、罐头、水果

D．海带、紫菜

E．紫皮茄子、白菜

答案：B

第11单元 排 泄

一、排尿的护理

（一）概述

1. 泌尿系统的生理功能

（1）肾：肾的主要生理功能是通过尿的生成和排出完成。①排出机体内大部分代谢终产物，如尿酸、尿素、肌酐等含氮物质，以及过剩盐类、有毒物质和药物；②调节细胞外液量和渗透压；③保留体液中的重要电解质，如钠、钾、碳酸氢盐及氯离子等，排出氢离子，维持酸碱平衡。同时肾还有内分泌功能，如分泌血细胞生成素、前列腺素、激肽类物质等。

（2）输尿管：输尿管的主要生理功能是通过输尿管平滑肌蠕动波和重力作用，将尿液由肾输送至膀胱。

（3）膀胱：膀胱的主要生理功能是储存和排泄尿液。一般膀胱内储存尿液 300~500ml 时会产生尿意。

（4）尿道：尿道的主要生理功能是将膀胱的尿液排出体外。男性尿道还与生殖系统功能有关。

2. 尿的排放过程　尿的生成是个连续不断的过程。持续不断进入肾盂的尿液，由于压力差及肾盂收缩被输送到输尿管。输尿管通过周期性蠕动将尿液送到膀胱。膀胱的排尿是间歇进行的。排尿活动是一种受大脑皮质控制的反射活动。当膀胱内尿量充盈到成年人为400~500ml、儿童为 50~200ml 时，膀胱壁的牵张感受器受到压力刺激而兴奋。冲动沿盆神经传入，达骶髓的排尿反射初级中枢；同时，冲动也到达脑干和大脑皮质的排尿反射高位中枢，并产生排尿欲。排尿反射进行时，冲动沿盆神经传出，引起逼尿肌收缩、内括约肌松弛，使尿液进入后尿道。尿液还可刺激尿道的感受器，冲动沿阴部神经再次传到脊髓排尿中枢，进一步加强排尿活动，使尿道外括约肌开放，尿液被强大的膀胱内压驱出。尿液对尿道的刺激可进一步反射性地加强排尿中枢活动，直至膀胱内的尿液排完为止。在排尿末期，尿道海绵体肌收缩，将残留于尿道内的尿液排出体外。在排尿时，腹肌和膈肌的强力收缩也可产生较高的腹内压，协助克服排尿的阻力。

大脑皮质等排尿反射高位中枢能控制排尿反射活动。小儿大脑发育未完善，对初级中枢的控制能力较弱，所以小儿排尿次数多，且易发生夜间遗尿现象。一般 2~3 岁才能有随意志控制排尿的能力。

（二）排尿活动的评估

1. 影响正常排尿因素的评估

（1）心理因素：会影响会阴部肌肉和膀胱括约肌的收缩和放松。

（2）生活习惯：婴幼儿时期排尿训练的经历，能够影响到成年后的排尿形态。排尿姿势、环境和时间是否适宜，也会影响排尿的完成。

（3）文化背景：在隐蔽场所排尿是多种文化共同的规范和需求。

（4）摄入饮食和液体情况：摄入液体量多，尿量就多，尿的次数也会多。摄入液体的种类也会影响排尿，如咖啡、茶、酒、甜饮料均有利尿作用。摄入含水量多的蔬菜和水果等食物，排尿量和次数增加。摄入含氯化钠过多的食物和饮料则会造成体内水、钠潴留，使尿量及排尿的次数减少。

（5）气温变化：在温度高的环境中，尿液浓缩，尿量减少。在寒冷的环境中，尿量增多。

（6）疾病与治疗：昏迷、截瘫会出现尿潴留和尿失禁；肾衰竭时会出现少尿或无尿；手术和严重外伤会导致失血、失液，会出现脱水，尿少；泌尿系统疾病、手术、外伤及检查会影响尿液生成和排出，也可导致排尿障碍，出现尿潴留；某些诊断性检查或试验前禁食、水，使体液减少，导致尿量减少；某些药物直接影响排尿，如应用利尿药可以增加尿量，镇痛药、镇静药会抑制神经系统反射而干扰排尿。

（7）其他因素：孕妇因体内激素的改变及子宫增大而压迫膀胱，使排尿次数逐渐增多。老年男性可以因为前列腺增大而压迫尿道，出现排尿困难。老年人可以因为膀胱肌肉张力减弱，出现尿频及压力性尿失禁等。

2．尿液的评估

（1）次数：成年人日间排尿 3～5 次，夜间排尿 0～1 次。每次排尿间隔<1.5h 或>12h 时应该予以重视。

（2）尿量：正常成年人每次尿量 200～400ml，24h 尿量 1000～2000ml，平均 1500ml 左右。①24h 尿量<400ml 或每小时尿量<17ml，称为少尿。其原因可能为心肾疾病、发热、液体摄入过少、休克等循环血量不足所致。②24h 尿量<100ml，称为无尿（尿闭）。其原因可能为严重循环血量不足，肾小球滤过率明显降低所致。见于严重的心肾疾病、休克、药物中毒等患者。③24h 尿量>2500ml 称为多尿。其原因可能为正常情况下大量饮水、妊娠；病理情况下为肾小球浓缩功能不全、内分泌代谢障碍所致，见于糖尿病、尿崩症等患者。

（3）颜色：正常尿液由于尿胆原和尿色素所致颜色呈淡黄色或深黄色。病理情况下尿液可出现以下变化。

1）血尿，呈红色或棕色，尿液中含大量红细胞时呈洗肉水色，见于急性肾小球肾炎，输尿管结石，泌尿系统肿瘤、结核及感染等；

2）血红蛋白尿，大量红细胞在血管内破坏，形成血红蛋白尿，呈浓红茶色或酱油色，粪便隐血试验呈阳性，见于血型不符合输血后的溶血、恶性疟疾及阵发性睡眠性血红蛋白尿等；

3）胆红素尿，呈深黄色或黄褐色，震荡尿液后出现的泡沫也呈黄色，见于阻塞性黄疸及肝细胞性黄疸；

4）乳糜尿，因其尿中含有淋巴液，故尿液呈乳白色，见于丝虫病。

（4）透明度：新鲜尿液澄清、透明，放置后的尿液可出现微量絮状沉淀物或浑浊，是黏蛋白、核蛋白、盐类及上皮细胞等凝结而成。尿液中有蛋白不影响透明度，但是振荡时能产生较多不易消失的泡沫。新鲜尿液若出现浑浊有以下情况。①正常情况，尿液中含有大量的尿盐，尿液冷却后出现微量絮状沉淀物，使尿液浑浊。但给尿液加热、加酸或加碱后，尿盐即可溶解，尿液澄清。②异常情况，当尿液中含有大量脓细胞、红细胞、上皮细胞、细菌或炎性渗出物时，新鲜尿液即可呈白色絮状浑浊。但给尿液加热、加酸或加碱后，尿液浑浊度不变，常见于泌尿系统感染。

（5）气味：尿的气味来自尿中的挥发性酸。尿液久置后，尿素分解产生氨，故有氨臭味。若新鲜尿液就有氨臭味，可怀疑有**泌尿系统感染**。糖尿病酮症酸中毒时尿液呈烂苹果味，因尿中含有丙酮。

（6）**尿比重**：成年人在正常情况下波动在 1.015～1.025。一般情况尿比重与尿量成反比。尿比重固定在 1.010 左右，提示肾功能严重损害。

（7）**尿液 pH**：正常尿液呈弱酸性，pH 为 4.5～7.5，平均值为 6，饮食会影响尿液 pH，如进食大量蔬菜尿液 pH 呈碱性；进食大量肉食尿液 pH 呈酸性。

3．异常排尿

（1）膀胱刺激征：膀胱刺激征的主要症状是尿频、尿急、尿痛，每次尿量减少见于膀胱及尿路感染的患者。

（2）尿潴留：指尿液制造功能正常，但大量尿液蓄积在膀胱内无法自主排出的状态。尿潴留时膀胱高度膨胀，膀胱容积可增至 3000～4000ml，膀胱顶可至脐部。患者主诉下腹部胀痛，排尿困难。查体可见耻骨上膨隆，扪及囊样包块，有压痛，叩诊呈实音。尿潴留常见的原因有以下几方面。

1）机械性梗阻：膀胱颈部、尿道被周围结构压迫或有梗阻性病变，如前列腺肥大、粪结石或肿瘤压迫尿道，造成排尿受阻。

2）动力性梗阻：由于排尿功能障碍引起，而膀胱、尿道无器质性梗阻病变，如外伤、疾病或应用麻醉药所致脊髓初级排尿中枢活动障碍或抑制，不能形成排尿反射；手术切除前列腺、子宫等膀胱邻近器官时造成支配膀胱的神经损伤。

3）其他原因，包括某些心理因素，如焦虑、窘迫使得排尿不能及时进行。由于尿液存留过多，膀胱过度充盈，致使膀胱收缩无力造成尿潴留。某些药物，如镇静药、阿片、抗组胺药及抗痉挛药等均可影响排尿反射造成尿潴留。排尿姿势可引起不能用力排尿或不习惯卧床排尿等。

（3）尿失禁：指排尿失去意识控制或不受意识控制，膀胱内的尿液不自主地流出。包括以下情况。

1）真性尿失禁（完全性尿失禁），即膀胱内有存尿则会不自主地流出，使膀胱处于空虚状态。

2）假性尿失禁（充溢性尿失禁），即膀胱内有大量的尿液，当充盈达到一定压力时，即可不自主溢出少量尿液。

3）**压力性尿失禁**（不完全性尿失禁），即当咳嗽、打喷嚏、大笑或运动时腹肌收缩，腹内压升高，使尿液不自主地少量流出。

（三）排尿异常患者的护理

1．尿潴留患者的护理

（1）心理护理，消除焦虑和紧张情绪。

（2）指导患者养成及时、定时排尿的习惯。

（3）提供隐蔽的排尿环境，要注意用屏风遮挡患者。

（4）排尿时取适当体位，以手加压腹部增加腹内压。对需要绝对卧床休息或某些手术患者，应事先有计划地训练床上排尿。

（5）利用条件反射诱导排尿，如听细细的流水声；用温水冲洗会阴或温水坐浴；采取用针刺中极、曲骨、三阴交穴或艾灸关元、中极穴等方法，刺激排尿。

（6）热敷、按摩热敷下腹部及用手按摩下腹部，可放松肌肉，促进排尿。

（7）配合原发病治疗，药物治疗患者出现尿潴留，必要时可用氯化甲酰胆碱等药物。

（8）经上述处理无效时，可采用导尿术。

2．尿失禁患者的护理

（1）心理护理：应尊重理解患者，给予安慰、开导和鼓励，帮助树立排尿能够恢复自行控制的信心，积极配合治疗与护理。

（2）皮肤护理：对尿失禁患者可经常用温水清洗会阴部皮肤，勤换衣裤、床单、中单、尿垫等以保持局部皮肤清洁干燥，减少尿液对局部皮肤的刺激及异味。根据皮肤情况，定时按摩受压部位，防止压疮的发生。

（3）体外引流：应用接尿装置体外引流尿液，但不宜长期使用。

（4）导尿术，对长期尿失禁的患者，可行留置导尿术，定时排放尿液锻炼膀胱壁肌肉张力。

（5）减轻诱因：如压力性尿失禁，应当积极预防和治疗咳嗽等，尽量避免打喷嚏、大笑等腹肌收缩，腹内压升高的动作。

（6）帮助患者**重建正常的排尿功能**：①摄入适当的液体，如病情允许，指导患者每日白天摄入液体 2000～3000ml。多饮水可以增加对膀胱的刺激，促进排尿反射的恢复，还可预防泌尿系统感染。入睡前限制饮水，减少夜间尿量，以免影响患者休息。②训练规律的排尿习惯，促进膀胱功能的恢复。向患者及其家属说明训练的目的、方法和所需的时间以取得患者和其家属的配合。安排排尿时间表，定时使用便器。初始时白天每隔 1～2h 使用便器 1 次，夜间每隔 4h 使用便器 1 次。以后间隔时间逐渐延长，以促使排尿功能的恢复。使用便器时，用手按压膀胱，协助排尿，注意用力要适度。③锻炼肌肉力量，指导患者进行骨盆底部肌肉的锻炼，以增强控制排尿的能力。方法：患者取站立位、坐位或卧位，试做排尿或排便动作。先慢慢收紧盆底肌肉，再缓缓放松，每次 10s 左右，连续 10 遍，每日进行数次。以不觉疲乏为宜。病情许可时，可做抬腿动作或下床走动，增强腹部肌肉的力量。

（四）与排尿有关的护理技术

1．**导尿术**　导尿术是指在**严格无菌操作**下，将导尿管经尿道插入膀胱引流尿液的方法。

（1）目的：①为使用其他措施无效的尿潴留患者引出尿液，**导尿是最后的方法**。②为下腹部或骨盆手术患者术前及术中排空膀胱，以避免误伤膀胱或术后膀胱减压。③协助诊断，如尿细菌培养；了解尿量，观察肾功能；测量膀胱容量、压力及检查残余尿容量，鉴别无尿及尿潴留，进行膀胱及尿道造影等。④为膀胱肿瘤患者进行膀胱内注入药物进行化疗。

（2）女性导尿操作要点：女性尿道短，为 3～5cm，尿道外口在阴蒂下方，呈矢状裂，插管时应仔细辨认。

1）协助和指导患者清洗外阴。

2）患者取仰卧屈膝位，两腿自然分开，暴露外阴。

3）**初步消毒**：自上而下，由外向内以尿道口为中心擦洗外阴。擦洗顺序为阴阜、两侧大阴唇、两侧小阴唇、尿道口，最后一个棉球消毒尿道口至肛门。每个棉球限用 1 次。其顺序是由外向内，自上而下地进行消毒，注意夹取棉球的钳不可触及肛门。

4）**再次消毒**：自上而下，由内向外消毒尿道口。擦洗顺序为尿道口、两侧小阴唇、尿道口，每个棉球限用 1 次。消毒尿道口时应停留片刻，使消毒液充分与尿道口黏膜接触，达到消毒的目的。

5）用另一血管钳夹导尿管轻轻插入尿道 4～6cm，见尿液流出，再插 1～2cm，将尿液引流到治疗碗或弯盘内。

6）如需做尿培养，用无菌培养瓶留取 5ml 中段尿标本。

7）注意插管动作要轻柔，以免损伤尿道黏膜。如果导尿管误入阴道，务必重新更换导尿管。若怀疑导尿管有污染，不得继续使用，也应该重新更换导尿管，防止泌尿系统发生感染。

8）导尿完毕，拔出尿管，擦净外阴，撤去用物。

（3）男性导尿操作要点：男性尿道全长为 18～20cm，有 2 个弯曲（耻骨前弯和耻骨下弯），3 个狭窄（尿道内口、膜部和尿道外口）。

1）协助患者仰卧，两腿平放略分开，露出外阴。

2）初步消毒：**初步消毒**依次阴阜、阴茎、阴囊。消毒阴茎时是从阴茎根部向龟头擦拭。消毒后在阴茎与阴囊之间垫一块无菌纱布。

3）再次消毒：用戴手套的手取无菌纱布包裹阴茎，推包皮暴露龟头，再用消毒液浸泡后的棉球自尿道口向外向后旋转擦拭尿道口、龟头及冠状沟，左手用无菌纱布包住阴茎，将包皮向后推，露出尿道口，自尿道口由内向外旋转擦拭消毒尿道外口、阴茎龟头和冠状沟，每个棉球限用 1 次。

4）左手提起阴茎使之与腹部成 60°，**使耻骨前弯消失**，利于尿管插入，右手持血管钳夹导尿管轻轻插入尿道 20～22cm，见尿液流出，再插 2cm，将尿液引流到治疗碗或弯盘内。男性尿道较长，且有三个狭窄，插管时略有阻力。

5）插管遇有阻力时稍停片刻，嘱患者深呼吸，再缓缓插入，切忌使用暴力。插管动作宜轻柔，有阻力时稍停片刻，嘱患者深呼吸，以减轻尿道括约肌的紧张。

6）如需做尿培养，用无菌培养瓶留取 5ml 中段尿标本后盖好。

7）注意事项：①严格无菌操作，预防感染；②操作环境遮挡，保护患者隐私；③为女性患者导尿时，如导尿管误入阴道，立即更换新管后重新插入；④选择合适的导尿管，动作轻柔；⑤对膀胱高度膨胀又极度虚弱的患者，第 1 次导尿量**不超过** 1000ml，以防虚脱和血尿（腹压突然降低，血液大量滞留在腹腔血管内，造成血压下降而虚脱，亦可因膀胱突然减压，导致膀胱黏膜急剧充血，引起血尿）。放尿液的过程中要注意观察患者的反应，经常询问其感觉。

2．尿管留置导尿术

（1）目的：①用于抢救危重、休克患者时正确记录尿量及尿比重情况，观察患者病情变化。②盆腔器官手术前引流尿液，保持膀胱空虚，避免手术中误伤膀胱。③某些泌尿系统疾病手术后留置导尿管，便于尿液引流和膀胱冲洗，并可减轻手术切口的张力，促进切口愈合。④为截瘫、昏迷、会阴部有伤口及尿失禁患者引流尿液，可保持会阴部清洁干燥。还可为尿失禁患者行膀胱功能训练。

（2）气囊固定法：插入导尿管后，见尿再插入 5～7cm，再向气囊内注入 5～10ml 生理盐水，向外轻拉导尿管应有阻力感。

（3）护理

1）预防泌尿系统逆行感染：严格无菌操作。保持患者尿道口清洁，以消毒液棉球为女患者擦拭尿道口及外阴部；为男患者擦拭尿道口、龟头及包皮，**每日 1～2 次**。集尿袋低于尿道及膀胱（耻骨联合），以防尿液反流。及时排空集尿袋，集尿袋更换每日 1 次，导尿管更换每周 1 次。及时观察尿液性质，倾听患者主诉，以便及早发现感染。发现尿液有浑浊、沉淀及结晶应给予膀胱冲洗，每周行尿常规检查 1 次。记录尿量。

2）维持导尿管通畅：**鼓励患者多饮水**，每天尿量应该维持在 2000ml 以上，既可产生自然冲洗尿路，减少尿路感染机会，又可以预防尿路结石形成，达到自然冲洗尿路的目的；引流管的固定要有利尿液的引流，防止尿管和引流管被压迫及扭曲；每天定时进行膀胱冲洗，既有利于引流又可以预防尿路感染。

3）训练膀胱反射功能：可采用间歇性夹管方式夹闭导尿管，每 3～4 小时开放 1 次，使膀胱定时充盈和排空，以促进膀胱功能的恢复。

（五）膀胱冲洗术

膀胱冲洗是利用三通导尿管，将无菌溶液灌注到膀胱内，利用虹吸原理将灌注的液体引流至体外的方法。

1．目的　①保持留置导尿管患者尿液引流通畅；②清除膀胱内的凝血块、黏液、细菌等异物，以预防感染；③治疗某些膀胱疾病。

2．开放式膀胱冲洗术操作要点

（1）分开留置导尿管与引流管接头连接处，用 75%乙醇棉球分别消毒导尿管口与引流管接头处，并将引流管接头用纱布包裹。操作中防止导尿管与引流管接头污染。

（2）注入 200～300ml 冲洗液，取下膀胱冲洗器，让冲洗液自行流出或用膀胱冲洗器轻轻吸出。如此反复冲洗至膀胱冲洗液澄清为止。

（3）若流出液量少于注入液量，应考虑有血块或脓液堵塞留置导尿管，可增加冲洗次数或更换留置导尿管。密切观察病情或报告医生及时处理。若膀胱冲洗过程中患者出现剧烈疼痛或流出液有鲜血，要停止冲洗，报告医生及时处理。

3．密闭式膀胱冲洗术操作要点

（1）将膀胱冲洗装置导管针头，按无菌操作法插入冲洗溶液瓶塞中。将冲洗溶液瓶置于输液吊篮内倒挂于输液架上，将冲洗导管排气后用血管钳夹闭。

（2）分开留置导尿管与引流管接头连接处，用 75%乙醇棉球分别消毒导尿管口与引流管接头处，并将导尿管口与引流管接头分别与"Y"形管的两个分管连接，"Y"形管的主管连接冲洗导管。"Y"形管的位置要低于耻骨联合。

（3）夹闭引流导管，开放冲洗导管，使冲洗液滴入膀胱，滴数为 60～80 滴/分。当冲洗液滴入 200～300ml 后或患者有尿意时，夹闭冲洗导管，放开引流导管，将冲洗液全部引流出来。再夹闭引流导管，如此反复冲洗。注意冲洗溶液液面距离床面 60cm，以便产生一定压力，使液体顺利进入膀胱。冲洗量 500～1000ml/次，3～4 次/天，冲洗过程中要观察引流液性状，若患者出现不适或流出液有鲜血，要停止冲洗，报告医生及时处理。

（六）尿标本采集

1．尿常规标本采集　做尿蛋白、尿糖定性，检查尿液颜色、透明度、比重、有无细胞和管型等。

（1）尿量 30～50ml，测定尿比重需留取 100ml，一般宜留取晨起第一次尿。

（2）妊娠试验留晨尿。

（3）女患者月经期不留尿。

（4）留置导尿者于集尿袋下方引流孔收集。

（5）收集尿常规标本时注意，会阴部分泌物过多时，应先清洁或冲洗后再收集尿常规标本。

2．中段尿培养标本采集

（1）核对医嘱，将检验单的附联填写病室、床号、姓名后贴于无菌有盖试管上。

（2）协助患者取适当卧位，放好便器。

（3）清洗外阴部分泌物，按无菌导尿操作法清洁、消毒外阴部及尿道口。

（4）嘱咐患者将前段尿液排于便器内，留取中段尿 5ml 左右于无菌有盖试管中，并盖好。其余尿排于便器内。注意留取中段尿时试管口切勿触及外阴。

（5）对不能不合作（昏迷）、尿失禁、尿潴留者用导尿法留取标本。

（6）操作中注意屏风遮挡，保护患者隐私。

3．12h 或 24h 尿标本采集　做尿生化检查，用于各种定量检查，如钠、钾、17-羟类固醇、17-酮类固醇、肌酸、肌酐、尿蛋白、尿糖定量及尿浓缩检查结核杆菌等。

（1）用物准备：能盛 3000～5000ml 尿液的容器，防腐剂，标记病室、床号、姓名的检验单。

（2）实施：①核对医嘱，将检验单的附联填写病室、床号、姓名，并注明留尿的起止时间后贴于留尿容器上。②24h 标本留取（弃前留后），晨起 7：00 排空膀胱，以后尿液全部留于容器中，次晨 7：00 最后排尿至容器内；12h 尿标本留取（弃前留后），晚 7：00 排空膀胱，以后尿液全部留于容器中，次晨 7：00 最后排尿至容器内。将盛尿容器置阴凉处，并根据检验要求加入防腐剂。③留尿容器应放在阴凉处，加防腐剂。尿液中不得混有粪便。留取最后 1 次尿液后，测量尿液总量，混匀送检。

（3）常用防腐剂的作用及用法：①40%甲醛，每 30ml 尿液加 1 滴，固定尿中有机成分，用于 12h 尿细胞计数（艾迪计数）；②浓盐酸共加 5～10ml，用于尿激素检查（17-羟类固醇、17-酮类固醇），防止激素氧化；③甲苯，第 1 次排尿后加入，用于尿蛋白、糖定量、电解质（钠、钾、氯）、肌酸、肌酐等检查，防止细菌污染，保持尿液中的化学成分不变。用法：尿液表面加甲苯数滴，使之形成薄膜覆盖在尿液表面，如测定尿中钾、钠、氯、肌酐、肌酸等需加甲苯 10ml。

二、排便的护理

（一）概述

1．大肠的解剖结构　大肠是排便的主要器官。大肠全长约 1.5m，起自回肠末端，止于肛门，分为盲肠、阑尾、结肠、直肠和肛管 5 个部分。

2．大肠的生理功能

（1）吸收水分和电解质，参与机体对水、电解质平衡的调节。

（2）吸收结肠内细菌产生的维生素 B 和维生素 K。

（3）形成、暂时储存粪便，并排出体外。

3．大肠的运动

（1）袋状往返运动：是空腹时最多见的一种运动形式，由环行肌无规律地收缩引起。它使结肠袋中的内容物向前后两个方向做短距离的位移，但并不向前推进。

（2）分节或多袋推进运动：是一个结肠袋或一段结肠收缩，其内容物被推到下一段结肠的运动，进食后这种运动增加。

（3）蠕动：由一些稳定向前的收缩波组成。收缩波前方的肌肉舒张，收缩波后方的肌肉则保持在收缩状态，使这段肠管闭合并排空。

（4）集团蠕动：是一种发生速度快、传播远的蠕动。它可以使结肠内压力明显增高。集团蠕动开始于横结肠，强大的蠕动波可将一部分大肠内容物推送至降结肠、乙状结肠。集团蠕动每天发生 3~4 次，最常发生在早餐后 60min 之内。可能是食物进入胃和十二指肠，由十二指肠-结肠反射引起。

4. 排便过程　食物残渣在大肠内停留一般在 10h 以上。这一过程中，食物残渣中的部分水分、无机盐和维生素被吸收。未被消化的食物残渣经过细菌发酵和腐败作用形成的产物，加上脱落的肠黏膜上皮细胞和大量的细菌共同构成粪便。

粪便主要储存于结肠下部，平时直肠内无粪便。粪便一旦进入直肠，刺激直肠壁内的感受器，冲动经盆神经和腹下神经传到脊髓腰骶段的初级排便中枢，同时上传到大脑皮质，引起便意。大脑皮质可以控制排便。在条件允许时，大脑皮质对脊髓排便中枢的抑制解除，这时，通过盆神经的传出冲动使降结肠、乙状结肠、直肠收缩。肛门括约肌舒张，同时，阴部神经传出冲动减少，肛门外括约肌舒张，使粪便排出体外。另外排便时，腹肌和膈肌收缩，使腹内压增加，促进了排便过程。排便受大脑皮质控制，意识可以加强或抑制排便。个体经过排便训练后，可以自主地控制排便。正常人的直肠对粪便的压力刺激有一定的阈值，当达到此阈值时，会引起便意而排便。如果经常有意识抑制排便，则使得直肠对粪便的压力刺激不敏感，粪便在大肠内停留过久，水分被吸收过多而干结，可导致便秘。

（二）排便活动的评估

1. 正常　成年人每天排便 1~3 次；婴幼儿每天排便 3~5 次。成年人每天排便＞3 次或每周＜3 次，视为排便异常。

2. 排便量　正常成年人每天排便量 100~300g。

3. 颜色　正常成年人粪便的颜色呈黄褐色或棕黄色。婴儿粪便呈黄色或金黄色，如为**暗红色便**提示下消化道有出血；**柏油样便**提示上消化道有出血；**白陶土色**便提示有胆道梗阻；粪便表面有鲜血提示患有**痔疮和肛裂**；**果酱样便**见于肠套叠、阿米巴痢疾；**白色"米泔水"样**便见于霍乱、副霍乱。

4. 气味　严重腹泻患者的粪便呈**恶臭味**；恶性肿瘤及下消化道溃疡患者的粪便呈**腐臭味**；柏油样便呈**腥臭味**等。

5. 混合物　粪便中混有大量黏液见于肠道炎症；伴有脓血者常见于痢疾和直肠癌；伴有寄生虫感染可见蛔虫、蛲虫及绦虫节片。

（三）排便异常患者的护理

1. 便秘患者的护理

（1）指导患者进行增强腹肌和盆底部肌肉的运动，促进排便。

（2）帮助患者重新建立排便习惯，不随意使用缓泻药。

（3）合理膳食，如多食蔬菜、水果、粗粮等高纤维食物。病情允许时，每天液体摄入量不少于 2000ml。

（4）选择适宜的排便环境和姿势，对手术患者，要在手术前完成床上使用便器的训练。

（5）腹部环形按摩排便时用手在腹部由升结肠、横结肠、降结肠的顺序从右向左环形按摩，促进排便。

（6）口服缓泻药应遵照医嘱，根据患者病情及特点选择缓泻药。

（7）使用简易通便药，常用开塞露、甘油栓等，不宜长期使用。

（8）以上方法均无效时，遵照医嘱行灌肠法。

（9）健康教育：向患者及其家属宣教维持正常排便习惯的意义、方法及常识性知识，帮助患者选择合适的时间；饮食指导；鼓励患者适当活动，按个人习惯制订活动计划，如散步、打太极拳、做广播体操等；卧床患者进行床上活动；盆底肌肉锻炼方法；教会患者及其家属正确使用简易通便药，但不可长期应用。

2．腹泻患者的护理

（1）去除原因，如停食被污染的食物和饮料；遵医嘱为肠道感染者应用抗生素。

（2）卧床休息，目的是减少肠蠕动。对不能自理的患者及时送给便器。

（3）调理膳食鼓励患者多饮水，给予清淡的流质或半流质饮食，避免油腻、高纤维等食物。严重腹泻患者要暂时禁食。

（4）及时补充水、电解质，遵医嘱应用止泻药、口服补盐液或静脉输液，以防治水、电解质紊乱。

（5）维持皮肤完整性及保持床上用物清洁。每次排便后，用软纸擦拭肛门后用温水清洗，并在肛门周围涂油膏以保护局部皮肤。婴幼儿、老年人、身体衰弱患者由护士协助；协助患者沐浴，及时更换粪便污染的衣裤及床单、被套等。使用过的便器清洗干净后，置于易取处，方便患者使用。

（6）密切观察病情，观察并记录粪便性质、次数，严重腹泻患者注意有无水、电解质紊乱。病情危重患者注意生命体征变化。疑为传染病者按消化道隔离原则护理。

（7）健康教育，向患者宣教饮食卫生常识、腹泻的原因及如何防治，切断病从口入的途径，养成良好的卫生习惯。

3．排便失禁患者的护理

（1）心理护理，给予安慰和鼓励。

（2）保持肛门周围皮肤清洁干燥，每次排便后用温水洗净。保持床上用物清洁，防止压疮发生。

（3）重新建立控制排便能力，了解患者排便规律，定时给予便器，促使患者按时排便；与医师协调使用导泻栓剂或灌肠；教会患者进行肛门括约肌及盆底部肌肉收缩锻炼，以恢复肛门括约肌的功能。

（4）供给液体如无禁忌，保证患者每天摄入足量液体。

（5）开窗通风以保持室内空气新鲜。

4．肠胀气患者的护理

（1）向患者宣教要养成细嚼慢咽的饮食习惯。

（2）鼓励患者适当活动。

（3）寻找并去除引起肠胀气的原因，勿食易产气的食物和饮料。治疗肠道疾病等。

（4）轻度腹胀时，可行腹部按摩、热敷、针灸疗法；严重腹胀时，遵医嘱应用药物治疗或行肛管排气。

（四）与排便有关的护理技术

灌肠法是将一定量的液体由肛门经直肠灌入结肠，以帮助患者清洁肠道、排便、排气或由肠道供给药物，达到确定诊断和治疗目的的方法。

1．大量不保留灌肠

（1）目的：①为患者解除便秘、肠胀气；②清洁肠道，为肠道手术、检查或分娩做准备；③稀释并清除肠道内有害物质，减轻中毒反应；④灌入低温液体，为高热患者降温。

（2）操作要点

①灌肠溶液。常用 0.1%～0.2%肥皂水或生理盐水。肝性脑病患者禁用肥皂水灌肠，因其可导致血氨的产生和吸收；充血性心力衰竭和水、钠潴留患者禁用生理盐水灌肠；温度 39～41℃，降温的温度 28～32℃，中暑患者可用 4℃的生理盐水。成年人 500～1000ml，小儿 200～500ml。

②患者取左侧卧位，灌肠筒液面距离肛门 40～60cm，肛管插入肛门 7～10cm。为伤寒患者灌肠时溶液量不超过 500ml，液面距肛门的距离不超过 30cm。

③插管过程中注意观察。若患者感觉腹胀或有便意，应放低灌肠筒，减慢流速，并嘱患者张口呼吸，减轻腹压；若患者出现面色苍白、出冷汗、剧烈腹痛、脉速、心慌气急，应立即停止灌肠，及时通知医师进行处理。

④嘱患者保留溶液 5～10min 后排便，如为降温，应保留 30min 后排便，排便后 30min 测量体温并记录。

⑤做好记录。记录方式为排便次数/E，如灌肠后排便 1 次记为 1/E。

⑥急腹症、消化道出血、妊娠、严重心血管疾病等患者禁忌灌肠。灌肠后无大便记为 0/E。为了达到清洁肠道的目的，反复进行大量不保留灌肠，则为清洁灌肠。

2．小量不保留灌肠　适用于腹部或盆腔手术后及危重患者和年老体弱、小儿、孕妇等。

（1）目的：①解除便秘、软化粪便；②排出肠道内的气体，减轻腹胀。常用于腹部、盆腔手术后、保胎孕妇、危重患者、患儿及年老体弱的患者。

（2）操作要点：①常用溶液为"1，2，3"溶液（即 50%硫酸镁 30ml、甘油 60ml、温开水 90ml）；油剂（即甘油和温开水各 50ml）。②灌肠速度不可过快，压力宜低。液面距肛门<30cm，肛管插入肛门 7～10cm，患者保留溶液 10～20min 再排便；甘油或液状石蜡 50ml 加等量温开水，溶液温度为 38℃。③每次抽吸灌肠液时，应反折肛管，以防空气进入引起腹胀。

3．保留灌肠

（1）目的：镇静或催眠，治疗肠道感染。

（2）操作要点

1）取左侧卧位，目的是利用重力作用使灌肠溶液顺利流入乙状结肠和降结肠。在晚间睡前灌入为宜，灌前嘱患者排尿、排便。

2）药液：镇静催眠用 10%水合氯醛，治疗肠道感染用 0.5%～1%新霉素等；量<200ml，温度 39～41℃。

3）体位：臀部抬高 10cm。慢性细菌性痢疾，病变多在乙状结肠或直肠，取左侧卧位；阿米巴痢疾病变多在回盲部，取右侧卧位，以提高疗效。将肛管轻轻插入直肠 7～10cm。小儿插入深度为 4～7cm。

4）肛管要细、液量要少、插入要深、压力要低。<u>液面距肛门＜30cm，肛管插入肛门10～15cm</u>。

5）<u>缓慢灌液，保留药液1h以上。</u>

6）<u>肛门、直肠、结肠等手术后及大便失禁的患者，不宜做保留灌肠。</u>

4．清洁灌肠

（1）目的：彻底清除滞留在结肠中的粪便，用于直肠、结肠拍片和手术前准备。

（2）操作要点

1）**常用溶液**：<u>0.1%～0.2%肥皂液</u>；生理盐水。

2）方法：反复多次的大量不保留灌肠，首次用肥皂水灌肠，然后用生理盐水灌肠数次，直至排出清晰无粪质为止。

3）注意事项：压力要低，每次灌肠后让患者休息片刻。<u>禁忌用清水反复灌洗，以防水、电解质紊乱。</u>

5．肛管排气

（1）目的：<u>排除肠腔内积气，以减轻腹胀。</u>

（2）操作要点

1）将水瓶系于床边，橡胶管一端插入水瓶液面以下，另一端与肛管连接。

2）<u>肛管插入直肠15～18cm，</u>橡胶管留出足以翻身的长度，固定于床单上。

3）观察和记录排气情况，如排气不畅，帮助患者更换体位及按摩腹部，以促进排气。

4）<u>保留肛管时间一般不超过20min，</u>防止长时间留置肛管降低肛门括约肌的反应，导致肛门括约肌永久性松弛；必要时可间隔2～3h，再重复用管排气。

（五）粪便标本采集

1．粪便常规标本　检查粪便性状、颜色、细胞等。用检便匙取中央部分或黏液脓血部分约5g，置于检便盒内送检。

2．粪便培养标本　检查粪便中的致病菌。采集时注意无菌操作，应用无菌棉签取便，无菌容器盛放。<u>用无菌棉签取中央部分粪便或</u>脓血黏液部分<u>2～5g</u>置于培养瓶内，塞紧瓶塞。患者无便意时，<u>用长无菌棉签蘸无菌生理盐水，由肛门插入6～7cm，</u>顺一方向轻轻旋转后退出，将棉签置于培养管内。

3．粪便隐血标本　查粪便内肉眼不可见的微量血液。按粪便常规标本留取。嘱患者检查前<u>3d禁食肉类、肝、血、含大量绿叶素的食物和含铁剂药物，3d后收集标本。</u>

4．粪便寄生虫标本　粪便中的寄生虫、幼虫及虫卵计数检查。①检查寄生虫：采集粪便标本查寄生虫虫卵时应留取不同部位带血或黏液的粪便5～10g。服用驱虫药或做血吸虫孵化检查时应留取**全部粪便**。②检查蛲虫：嘱患者晚间睡前或清晨未起床前，将透明胶带贴在肛门周围。取下粘有虫卵的透明胶带，粘贴在玻璃片上或将透明胶带对合，立即送检。③检查阿米巴原虫：<u>将便盆加温至接近人的体温，标本在30min内连同便盆及时送检。</u>④绦虫检查：找到头节送检。⑤粪标本不得混入尿液。

试题精选

1. 对非尿路梗阻引起的尿潴留患者，为解除痛苦，最后采用的措施是
A. 让患者听流水声
B. 温水冲洗患者会阴部
C. 膀胱区按摩
D. 导尿
E. 热敷下腹郡
答案：D

2. 膀胱高度膨胀且又极度衰弱的患者，首次放尿不应超过
A. 500ml
B. 600ml
C. 800ml
D. 900ml
E. 1000ml
答案：E

3. 在留置导尿过程中，出现尿色黄、浑浊、沉淀，护理时应注意
A. 经常清洗尿道口
B. 观察尿量并记录
C. 进行膀胱冲洗
D. 促进膀胱功能恢复
E. 及时更换导尿管
答案：C

4. 下列情况可实施大量不保留灌肠的患者是
A. 高热患者
B. 心肌梗死患者
C. 急腹症患者
D. 消化道出血患者
E. 妊娠早期患者
答案：A

5. 肛管排气时，合适的插管深度和置管时间是
A. 7～10cm，30min 左右
B. 10～15cm，20min 左右
C. 15～18cm，30min 左右
D. 15～18cm，20min 左右

E. 18～22cm，1h 左右
答案：D

6. 对 17-羟类固醇检查的尿标本，使用浓盐酸防腐剂的作用是
A. 防止尿中激素被氧化
B. 固定尿中有机成分
C. 保持尿液的化学成分不变
D. 避免尿液被污染变质
E. 防止尿液颜色改变
答案：A

7. 尿常规检查标本采集应留取
A. 新鲜尿液 100～200ml
B. 24h 尿液，加入 5ml 甲苯防腐
C. 12h 尿液
D. 24h 尿液加入 5ml 浓盐酸防腐
E. 24h 尿液，检查前低蛋白饮食 3d
答案：A

8. 有关清洁中段尿培养标本的采集正确的是
A. 消毒剂清洗外阴
B. 使用抗生素药物前收集
C. 饮水 100ml 后采集
D. 采集后应留置一段时间后送检
E. 停用抗生素后即可收集
答案：A

9. 关于灌肠的注意事项，正确的是
A. 伤寒患者灌肠液量不得超过 60ml
B. 钠潴留患者可用生理盐水灌肠
C. 肝性脑病患者可用生理盐水灌肠
D. 中暑患者用 28℃生埋盐水行保留灌肠
E. 对顽固性失眠者可给保留灌肠进行催眠
答案：C

10. 为男性患者导尿时，提起阴茎与腹壁成 60°，可使
A. 耻骨下弯消失
B. 耻骨前弯消失
C. 尿道内口扩张
D. 尿道膜部扩张

E. 尿道壶腹部扩张

答案：B

11. 吴女士，30岁，于23：00顺利分娩一女婴，至次晨7：00未排尿，主诉下腹胀痛难忍，查体发现膀胱高度膨胀。对该产妇的护理下列哪项不妥

A. 立即施行导尿术

B. 协助其坐起排尿

C. 用温水冲会阴

D. 用手轻轻按摩下腹部

E. 让其听流水声

答案：A

12. 采集粪便查寄生虫卵时应采集

A. 边缘部分

B. 不同部分

C. 中间部分

D. 脓血部分

E. 黏液部分

答案：B

13. 尿液呈酱油色见于

A. 阻塞性黄疸

B. 急性溶血

C. 肝细胞性黄疸

D. 肾肿瘤

E. 晚期丝虫病

答案：B

14. 患者，女，30岁，于0：30顺利分娩一女婴，至次晨7：00未排尿，主诉有尿意，不妥的是

A. 立即施行导尿术

B. 协助其坐起排尿

C. 用温水冲会阴

D. 用手轻轻按摩下腹部

E. 让其听流水声

答案：A

15. 为男性患者导尿时，将阴茎提起与腹壁成60°的目的是

A. 拉直尿道

B. 克服3个狭窄处的阻力

C. 使2个弯曲消失

D. 使耻骨下弯消失

E. 使耻骨前弯消失

答案：E

（16～17题共用题干）

患者，男性，30岁，肠腔高度胀气，遵医嘱行肛管排气。

16. 下列护理措施中，不正确的是

A. 取左侧卧位

B. 橡胶管留出足够的长度并妥善固定

C. 保留肛管不超过30min

D. 排气不畅时帮助患者变换卧位或按摩腹部

E. 需要时，2～3h后再行肛管排气

答案：C

17. 护士分析患者平日饮食习惯，进行健康指导，不妥的是

A. 多饮水

B. 少食豆类食物

C. 少食高糖类食物

D. 选用清淡、易消化食物

E. 少食水果蔬菜等富含粗纤维的饮食

答案：E

第 12 单元　医院内感染的预防和控制

一、医院内感染

1．概述

（1）**概念**：医院内感染是指住院患者、医院工作人员在医院内获得的感染，包括患者住院期间发生的感染和在医院内获得而出院后发生的感染。不包括入院前已经感染或入院时已处于潜伏期的感染。医院感染的发生必须具备 3 个基本条件，即感染源、传播途径、易感宿主（指人或动物）。三者同时存在并相互联系则构成了感染链，导致感染。

（2）分类：医院内感染分**内源性感染和外源性感染**。①**内源性感染**：又称自身感染，寄居在患者体内的正常菌群或条件致病菌，在患者机体免疫功能低下时引发的感染；②**外源性感染：又称交叉感染**，患者与患者之间、患者与工作人员之间、患者与护理人员之间的直接感染，或者是通过水、空气、医疗设备等引发的间接感染。

（3）感染链：由传染源、传播途径、易感宿主 3 部分构成。

（4）主要原因：①医院内存在着大量的病原体，环境污染严重；②医院内易感人群多，如慢性疾病、恶性疾病、化疗患者、年老体弱者为医院内易感人群；③大量新型抗生素的开发和应用，导致人体的菌群失调；④各种侵入性的治疗手段；⑤医院内感染管理制度不健全，医务人员不重视。

2．医院内感染的管理

（1）建立三级监控体系：在医院感染控制管理委员会领导下，建立医院感染管理科及三级护理管理体系，即：一级管理——病区护士长和兼职监控护士；二级管理——专科护士长；三级管理——护理部副主任。三级监控体系负责评估医院感染发生的危险性，及时发现，及时汇报，及时处理。

（2）健全各种制度：①管理制度。建立对患者入院、住院和出院的三阶段的随时、终末和预防性消毒制度、消毒隔离制度等。②监测制度。监测消毒剂的应用时间及效力、灭菌的效果、一次性器材等的监测。③消毒质控标准。应在医院内建立相应制度，应符合国家卫生部门所规定的医院卫生标准。

（3）落实医院感染管理措施：必须切实做到切断医院发生感染必备的 3 个条件，即感染源、传播途径、易感人群。其措施是医院建筑、环境及设施布局合理，有利于消毒隔离；定期检查各种规章制度落实情况，如清洁、消毒、灭菌；洗手技术、无菌技术及隔离技术；消毒灭菌效果监测；医疗污物及污水处理；合理使用抗生素等。

（4）加强医院感染学教育，明确医务人员职责：对医院全体医务人员进行医院感染学教育，提高理论、知识和技术水平，增强预防和控制医院感染的自觉性，履行医务人员应尽的职责。

二、清洁、消毒和灭菌

（一）概念

1．清洁　是指清除物体表面的污垢，如尘埃、油脂、分泌物。

2．消毒　是指清除或杀灭物体上除细菌芽胞以外的所有病原微生物，使其达到无害化。

3．灭菌　是指清除或杀灭物体上的所有微生物，包括致病的和非致病的，也包括细菌的芽胞。

（二）清洁法

先用清水冲洗，再用洗涤剂刷洗，除去物品上所有污秽，最后用清水洗净。

（三）物理消毒灭菌方法

1．热力消毒灭菌方法　利用热力使微生物蛋白质凝固和变性，细胞膜发生改变，酶失去活性，以达到消毒灭菌的目的。分为干热法和湿热法，干热法通过空气传导热力，导热较慢，所需温度较高、时间较长；湿热通过水蒸气、水及空气传导热力，导热较快、时间较短、温度较低。

（1）燃烧法：属于干热法，是一种简单、迅速的灭菌方法。①适用于不需保留的物品，如污染的纸张、废弃物，感染敷料等，可直接焚烧；急用搪瓷类物品和金属器械时，搪瓷类容器可将95%乙醇置入容器，使乙醇分布均匀，点燃至熄灭。②器械可放在火焰上烧灼20s。③在燃烧时应注意远离易爆物品，中途不得添加乙醇。贵重器械及锐利刀剪（以免变钝）禁用燃烧法。

（2）干烤法：①将物品放于干烤箱内进行消毒灭菌，适用于高温下不变质、不损坏、不蒸发的物品，如粉剂、油剂、玻璃器皿及金属制品的灭菌。不适用于塑料制品、纤维织物等的灭菌。②消毒时箱温应在120～140℃，时间10～20min；灭菌时箱温在160℃，时间2h；箱温170℃，时间1h；箱温180℃，时间为30min。③注意事项。干烤前物品应洗净、干燥；灭菌后应待箱温降到40℃以下时再打开烤箱；物品包装不宜过大，高度不宜超过烤箱的2/3；物品之间应留有空隙；粉剂和油脂不宜太厚；灭菌过程中不可打开烤箱添加新物品；灭菌时间从烤箱内温度达到要求时算起，达到灭菌要求的时间后及时关闭热源；灭菌所需的温度和持续时间根据消毒灭菌的对象来确定。

（3）煮沸消毒法：①用于耐湿耐高温的物品，不能用于外科手术器械的灭菌。②水沸后开始计时，5～10min可杀灭细菌繁殖体，达到消毒效果。15min可将多数芽胞杀灭，破伤风杆菌芽胞需煮沸60min才可杀灭。加入碳酸氢钠至1%～2%浓度时，沸点可达105℃，既可增强杀菌作用，又可去污防锈。③注意事项。消毒前先将物品刷洗干净，物品需完全浸没；玻璃类用纱布包好，于冷水或温水时放入；橡胶类用纱布包裹，水沸后放入，消毒后及时取出，以免变软；较轻的物品要压住，有空腔的物品需往空腔内注水后再放入水中；器械的轴节及容器的盖要打开；大小相同的碗、盆不能重叠；从水沸后开始计时，若中途加入物品，应从再次水沸后重新计时；消毒后，及时取出物品，放置在无菌容器内；海拔每增高300m，消毒时间延长2min。

（4）压力蒸汽灭菌法：是应用最广、效果最可靠的首选灭菌方法。利用高压下的高温饱和蒸汽杀灭所有微生物及其芽胞，适用于耐高温、耐高压、耐湿的物品，如敷料、手术器械、搪瓷类物品及某些药品、细菌培养基等。一般压力达 103～137kPa、温度达 121～126℃时，经20～30min 达灭菌效果。须注意包不宜过大、过紧，卧式压力蒸汽灭菌器物品包不大于 30cm×30cm×25cm，预真空压力蒸汽灭菌器物品包不大于 30cm×30cm×50cm，物品之间留有间隙，便于蒸汽流动；布类物品应放在金属、搪瓷类物品之上，避免蒸汽遇冷成水珠，使布类潮湿；容器应有孔，灭菌前将孔打开，灭菌后关闭；灭菌物品干燥后方可取出；测定压力蒸汽灭菌的效果，可采用化学监测法（化学指示卡或指示胶带）、温度计、湿度计、生物监测等方法。效果监测最常用的是化学监测法，最可靠的监测方法是生物测试法。

2．光照消毒法（又称辐射消毒）　利用紫外线、臭氧及高能射线，使菌体蛋白发生光解、变性，菌体内的核酸、酶遭到破坏而致微生物死亡。

（1）日光暴晒法：用于床垫、毛毯、衣服、书等物品的消毒。方法：将物品直接放于日光下，暴晒 6h 可达消毒效果，每隔 2h 翻动 1 次。

（2）紫外线灯管消毒法：紫外线灯最佳的杀菌波长是 250～270nm，用于空气和物品表面的消毒。空气消毒时有效照射距离不应超过 2m，照射时间 20～30min；物品表面消毒时有效照射距离不应超过 25～60cm，照射时间 20～30min，物品应摊开或挂起并定时翻动。消毒时间应从灯亮后 5～7min 计时。注意事项：要求病室温度 20～40℃，相对湿度 40%～60%。保护眼和皮肤，嘱患者不直视紫外线灯源，可戴墨镜或用纱布遮住眼睛，身体应用被单遮住，以免引起眼炎及皮肤的红斑。保持紫外线灯管的清洁，可用无水乙醇纱布每周擦拭 1 次，灯管注意要轻拿轻放。关灯后须冷却 3～4min 后再开。建立使用登记卡，时间超过 1000h 时则应更换。定期检测紫外线的照射强度，每 3～6 个月检测 1 次，强度低于 70μW/cm^2 时应更换。定期空气培养，以检查效果。

（3）臭氧灭菌灯消毒法：利用臭氧的氧化作用而杀菌，使用时关闭门窗，人员离开，消毒结束 20～30min 后方可进入。

3．电离辐射灭菌法　又称冷灭菌，主要是应用核素 ^{60}Co 发射的 γ 射线或电子加速器产生的高能电子束穿透物品，杀死其中的微生物。

4．微波消毒灭菌法　优点是作用时间短、方便。多用于食品、食具、药杯等小物品的消毒。水是微波的强吸收介质，对于干燥物品需要先湿化处理后再行消毒。微波无法穿透金属，不能用于金属物品的消毒。

5．过滤除菌　通过过滤器可除掉空气中 0.5～5μm 的尘埃，达到洁净空气的目的。主要用于烧伤病房、手术室、器官移植病房的消毒。

（四）化学消毒灭菌法

1．化学消毒灭菌剂的使用原则

（1）根据物品的性能和病原微生物的种类选择化学消毒剂。

（2）被消毒物品必须先经过清洁处理，浸泡时将物品完全浸泡在溶液里，轴节打开。

（3）严格掌握药物的浓度、使用方法、消毒时间。挥发性消毒液要加盖，定期测定浓度，及时调整更换。

（4）浸泡消毒后的物品使用前用无菌蒸馏水或无菌生理盐水冲洗，气体消毒后的物品使用前应待气体散发后使用，以免刺激组织。

2．常用方法

（1）浸泡法：将物品洗净擦干浸没于消毒剂中，器械轴节要打开，在标准的浓度与时间内达到消毒灭菌的作用。浸泡物品在使用前用无菌生理盐水冲净。用于耐湿不耐热的物品、器械的消毒。如锐利器械、精密器材、化学纤维制品等。**精密仪器**如纤维内镜的消毒灭菌常用**戊二醛浸泡法**。

（2）**喷雾法**：用喷雾器均匀喷洒消毒剂，使消毒剂呈微粒气雾弥散在空间，在标准浓度内达到消毒作用。用于空气、地面、墙壁和物品表面的消毒。

（3）**擦拭法**：用消毒剂擦拭物品表面或皮肤、黏膜的消毒方法，如**用含氯消毒剂擦拭**桌椅、墙壁、地面；用碘伏消毒皮肤。

（4）**熏蒸法**：将消毒剂加热或加入氧化剂，使消毒剂呈气体，在标准的浓度与时间内达到消毒灭菌的作用。用于室内空气及不耐湿、不耐高温的物品消毒。**空气消毒**常用食醋（5～10ml/m³）、过氧乙酸；**物品消毒**常用甲醛或环氧乙烷气体。注意事项：甲醛和环氧乙烷均有毒性，消毒灭菌需密闭进行；**40%甲醛40～80ml/m³**加**高锰酸钾**（每2ml甲醛液＋高锰酸钾1g），密封熏蒸6～12h；环氧乙烷易燃烧，易爆炸，使用时应注意安全。

3．化学消毒剂的分类

（1）**灭菌剂**：能杀灭一切微生物，包括芽胞，如戊二醛、过氧乙酸、甲醛、环氧乙烷。

（2）**高效类消毒剂**：能杀灭细菌繁殖体、真菌、病毒，并对芽胞有显著杀灭作用，如过氧乙酸、环氧乙烷、醛类、高浓度碘类及含氯类等。

（3）**中效类消毒剂**：能杀灭细菌繁殖体、真菌、病毒等除芽胞以外的其他微生物，如碘酊、碘伏、乙醇、部分含氯消毒剂。

（4）**低效类消毒剂**：杀灭细菌繁殖体、部分真菌和亲脂病毒，不能杀灭芽胞，如氯己定（洗必泰）、苯扎溴铵（新洁尔灭）。

4．常用化学消毒剂的注意事项

（1）**戊二醛**：2%溶液用于浸泡金属器械及内镜等，消毒30～60min，灭菌需10h。每周过滤1次，每2周更换1次消毒液；灭菌效果受pH影响大，浸泡医疗器械时用碳酸氢钠调节pH至7.5～8.3；但强化酸性戊二醛，直接配成所需浓度使用即可，不需碱化；灭菌后的物品在使用前用无菌蒸馏水冲洗；因对皮肤、黏膜有刺激性，对眼刺激性较大，故应注意防护。

（2）**过氧乙酸**：对金属类物品有腐蚀性，对纺织品有漂白作用；易分解而降低杀菌力，应现配现用。配制时忌与碱或有机物相混合；浓溶液有刺激性和腐蚀性，配制时要戴口罩和橡胶手套；在避光、阴凉处密闭存放，防高温引起爆炸。

（3）**37%～40%的甲醛溶液**：适用于易腐蚀，对湿热敏感的物品的消毒灭菌。器械与衣物的消毒、灭菌必须在消毒柜中进行；加入的氧化剂是高锰酸钾，蒸气穿透力弱，器械、衣物消毒时应该充分暴露；温度、湿度对消毒效果影响较大，因此要求室温在18℃以上，相对湿度在70%以上；对人体有一定刺激性和毒性，故使用时应注意防护。

（4）**环氧乙烷**：适用于光学仪器、电子仪器、医疗器械、书本、皮毛、棉、化纤、塑料、金属、木、陶瓷、橡胶制品及一次性使用的医疗用品等。环氧乙烷易燃易爆，具有一定毒性，故要严格遵守操作程序。存放在阴凉通风、无火源及明火处，储存温度应低于40℃，以防爆炸。灭菌后的物品，须清除环氧乙烷残留量后方可使用。

（5）**含氯消毒剂**：常用的有含氯石灰、漂白粉精、液氯、次氯酸钠、二氯异氰尿酸钠。含有效氯0.2%的消毒液浸泡被乙肝病毒、结核杆菌、细菌芽胞污染的物品需30min。保存在密闭容器内，置于阴凉、干燥、通风处，以减少有效氯的丢失；配制溶液的性质不稳定，应现配现用。配制溶液时应按测定的有效氯含量计算校正后取量；对物品有腐蚀和漂白作用，不宜用于金属制品、有色织物及油漆家具的消毒；消毒后的物品应及时用清水冲洗干净；要定时更换消毒液。排泄物的消毒：排泄物 5 份加含氯消毒剂 1 份搅拌，放置 2～6h。

（6）碘酊：碘酊为含 2%碘的乙醇溶液，用于创伤、手术及注射部位的皮肤消毒，作用 1min 后用 70%乙醇脱碘。还可用于体温计等的消毒。对伤口及黏膜有刺激性，使用时应注意碘酊浓度及创面情况；有机物（如血、脓）存在可降低杀菌效果；碘酊中的碘在室温下可挥发，应密闭保存。

（7）乙醇：70%溶液用于消毒皮肤、浸泡锐利金属器械及温度计。消毒用的浓度切勿超过 80%。浓度过高或过低均影响杀菌效果；不适用于手术器械灭菌，因为不能杀灭芽胞；易燃、易挥发，需加盖保存，置于避火处，并定期测定溶液浓度；有刺激性，不宜用作黏膜及创面的消毒。

（8）碘伏：0.5%～2%有效碘溶液用于手术、注射部位皮肤消毒，需涂擦 2 遍。0.05%有效碘溶液用于黏膜、创面的消毒。碘伏稀释后稳定性差，应现配现用；应放在阴凉处，避光、密闭保存；有机物（如血、脓）存在可降低杀菌效果；对二价金属有腐蚀性，不宜用作相应金属制品的消毒。

（9）氯己定（洗必泰）：是阳离子表面活性剂，切勿与肥皂、洗衣粉等阴离子表面活性剂混用；有机物（如血、脓）存在可降低杀菌效果。冲洗脓血过多的创面时，应尽量先除去脓血，并延长冲洗时间。

（10）苯扎溴铵（新洁尔灭）：0.05%溶液用于黏膜消毒，0.1%溶液用于皮肤消毒、浸泡金属器械（加入 0.5%亚硝酸钠防锈）。是阳离子表面活性剂，切勿与肥皂、洗衣粉等阴离子表面活性剂混用。

（五）医院清洁、消毒、灭菌工作

1．医院环境　医院环境经常被患者、隐性感染者或带菌者排出的病原微生物污染，构成了感染媒介。因此，对医院环境清洁、消毒、灭菌是控制感染的基础。医院建筑物外的环境要做到清洁，对特殊污染的地面及空间，可以用化学消毒剂喷洒。医院门诊、病室等内环境要搞好清洁卫生并进行必要的消毒。

2．被服、衣物的消毒　有条件的医院可将被服、衣物集中起来，经环氧乙烷灭菌后，再送到洗衣房清洗，备用。无条件的医院，可根据不同物品采取不同方法。棉织品经洗涤后用高温消毒；床垫、棉胎、枕芯、毛毯等可用日光暴晒或紫外线消毒；感染与非感染的被服、衣物要分开清洗、消毒；工作人员的用物应单独清洗、消毒。

3．皮肤与黏膜的消毒　医务人员要加强手的清洗、消毒，可有效避免交叉感染。患者皮肤与黏膜的消毒可根据不同部位和需要选择消毒剂。

4．空气净化　用物理、化学及生物等方法，使室内空气中的含菌量尽量减少到无尘、无菌状态，称为净化。其措施：控制感染源，减少人员流动，室内定时通风，湿式清扫，紫外线消毒等。遇到传染病或严重感染疾病患者可用化学消毒剂进行空气消毒。无菌药物制剂室、手术室、烧伤病房、器官移植病房等室内空气可采用生物净化法进行空气净化，此法又称层流净化法。指空气通过孔隙<0.2μm 的高效过滤器以垂直或水平两种气流呈流线状流入室内，再以等速流过房间后流出，使室内的尘埃或微生物随气流方向排出房间。

5．预防性与疫源性消毒　预防性消毒指在未发现感染性疾病的情况下，对可能被病原性微生物污染的环境、物品、人体等进行消毒及对粪便及污染物的无害化处理。疫源性消毒指在有感染源的情况下进行的随时消毒和终末消毒。随时消毒直接在患者或带菌者周围进行，随时杀灭或清除感染源排出的病原微生物，如接触患者及污染物后的洗手和手的消毒等；终末消毒指感染源出院或死亡后对隔离病室的消毒，杀灭感染源患者遗留下来的病原微生物，如病室内用熏蒸法消毒。

6．器械、物品的清洁、消毒、灭菌　必须根据医院用品的危险性分类及其消毒、灭菌原则进行清洁、消毒、灭菌。

三、洗手技术和手的消毒

洗手可以清除医务人员手上的污垢和致病微生物，以切断经手传播感染的途径。有效的洗手可清除手上99%以上暂居菌。

1．洗手技术

（1）概念：将双手涂满清洁剂并对其所有表面按程序进行强力的短时搓洗，然后用流动水将其冲洗干净的过程称为洗手。

（2）目的：清除手部皮肤的污垢、碎屑、部分致病菌。

（3）操作步骤：①准备阶段。将水龙头打开后调节至适当的水温及水流。②湿手。湿润双手后涂抹清洁剂。③搓洗。按洗手程序清洗双手、手腕及腕上10cm处，持续15s。④冲洗双手。重新打开水龙头，用流动水反复冲洗双手。⑤干手。关闭水龙头，以擦手毛巾或擦手纸擦干双手，或在干手机下烘干。

（4）**注意事项**：①洗手方法正确。②注意调节水流及水量，避免污染周围的环境及衣物。③医务人员在下列情况下**认真洗手**：接触患者前后；接触任何清洁和无菌物品之前；接触患者的分泌物、排泄物、呕吐物等之后；在接触污染物品之后；在进行无菌操作之前；在接触一位患者之后再接触另一位患者或从接触污染部位到接触清洁部位之前；穿脱隔离衣前后，摘手套后。

2．手的消毒

（1）目的：清除致病微生物，预防感染与交叉感染，避免污染物品和清洁物品。

（2）手部消毒的分类：可分为涂搽消毒法、浸泡消毒法、刷手法。

（3）操作步骤

①刷手法：用刷子蘸肥皂乳或洗手液，由前臂（清洁区）至指尖（污染区），即从前臂、腕关节、手背、手掌、指缝到指甲的顺序，对称刷洗，每只手30s，流动水冲净，两遍共刷2min。流水冲洗时，腕部低于肘部，使污水流向指尖。干手时可选用小毛巾自上而下擦洗，或用干手机烘干。

②涂搽消毒法：用消毒剂依次将双手进行涂搽，方法为：手掌对手掌、手背对手背、指尖对手掌、两手指缝相对互擦，每一步骤来回3次，之后用小手巾擦拭或采用自干的方法，也可用干手机吹干。涂搽时间约2min。

③浸泡消毒法：双手完全浸于消毒液液面以下，按涂抹消毒法互相搓洗2min，消毒液要浸没于肘部以下，干手的方法可选用自干、小毛巾自上而下擦干和干手机烘干。

（4）注意事项：①消毒前应先洗手并保持其干燥。②按操作流程进行消毒，消毒过程中不可弄湿工作服，不可污染干净的刷子、水龙头等。③消毒完毕后离开消毒液时避免接触容器的边缘。④医务人员在下列情况下必须进行手的消毒：实施侵入性操作前；护理免疫力低下的患者或新生儿前；接触血液、体液后；接触被致病菌污染的物品之后；护理传染病患者后。

四、无菌技术

无菌技术是指在医疗、护理操作中，防止一切微生物侵入人体和污染无菌物品、无菌区域的操作技术。

（一）无菌技术的操作原则

1．环境的要求。首先要保持环境的清洁。无菌操作前 30min 通风，停止清扫，减少走动，降低室内尘埃飞扬。

2．操作者应注意自身的清洁，衣帽整洁、修剪指甲、洗手、戴口罩。

3．无菌物品和非无菌物品应分开放置。无菌物品必须存放在无菌容器或无菌包内，无菌包外要注明物品的名称、灭菌日期，物品按日期的先后顺序放置。定期检查无菌物品的情况，无菌包在未污染的情况下，保存期一般为 7d，过期或包布受潮应重新进行灭菌。

4．取无菌物品时必须用无菌持物钳。工作人员应面向无菌区域，手臂应在腰部水平以上，不可跨越无菌区；操作时，不可面对无菌区咳嗽、说话。无菌物品一经取出，即使未被使用也视为不可再用，不可放回无菌容器内。无菌物品不可在空气中暴露过久。无菌操作中，无菌物品疑有污染或已被污染时，应更换或重新灭菌。

5．一套无菌物品，仅供一个患者使用，防止交叉感染。

（二）无菌技术基本操作法

1．无菌持物钳　种类有卵圆钳、三叉钳、镊子。使用方法：①无菌持物钳（镊）置于大口消毒容器中，浸泡消毒液面在持物钳轴节上 2～3cm 或镊子的 1/2 处，持物钳轴节打开。每个容器内只能放一把无菌持物钳。②取放无菌持物钳（镊），钳（镊）端应闭合，不可开口。无菌持物钳不得触及液面以上的容器内壁或容器口。③使用过程中应始终保持钳端向下，以免消毒液反流至钳端造成污染。④使用后应立即将持物钳放回到无菌容器内。⑤无菌持物钳应就地使用。需到远处夹取物品时将无菌持物钳和容器一同搬移。⑥无菌持物钳只能用于夹取无菌物品，不能夹取油纱条、消毒或换药。如有污染或可疑污染应重新消毒。⑦无菌持物钳及容器一般每周更换 1 次，使用频率高的部门（手术室、门诊换药室、注射室）应每日更换 1 次，干燥存放每 4 小时更换 1 次。

2．无菌容器的使用方法　①打开无菌容器时应将盖子的无菌面向上，不可触及无菌面，用毕后立即将容器盖严，避免在空气中暴露时间过长。②从无菌容器内取无菌物品时，虽未使用，也不能再放回无菌容器内。③手持无菌容器时应托住底部，手不能触及容器的边缘或内壁。④无菌容器应该每周清洁、灭菌 1 次。

3．取无菌溶液法　①查对标签各项内容（药名、浓度、剂量、用法、有效期）；瓶盖有无松动；瓶体有无裂隙；检查液体质量，有无浑浊、沉淀、变色、絮化物。②翻转胶塞时，不得触及瓶口及瓶塞内面。③手握标签侧，冲洗瓶口。④盖瓶塞前需消毒瓶塞。⑤开启的无菌溶液 24h 有效。⑥不可将物品伸到无菌溶液瓶中蘸取溶液；已经倒出的溶液不可再倒回瓶内。

4．无菌包的使用方法　打开无菌包时，先查看名称、灭菌日期、化学指示胶带。在清洁干燥平面上打包，手不可触及无菌包的内面，取无菌物品时不可跨越无菌区。无菌包内物品未用完时，按原折痕包好，粘贴封包胶带，注明开包日期及时间，有效使用时间为 24h。无菌包潮湿或包内物品被污染应重新灭菌。

5．无菌盘的使用　铺好的无菌盘应保持干燥、防潮湿污染。有效时间不超过 4h。

6．戴无菌手套法　戴手套时，要防止手套外面即无菌面触及非无菌物品。已戴好手套的手不可触及未戴手套的手及另一手套的内面即非无菌面。掀开另一手套袋开口处，以戴好手套的手指插入另一只手套的反折内面即手套的外面，取出手套对准五指戴在手上。如手套有破洞，应立即更换。**注意事项**：①操作前洗手，并擦干；②手套大小必须合适，检查有效时间；③擦滑石粉时避开手套上方；④不得污染手套外面；⑤用剩的滑石粉放置于一边，注意不能再将用过的滑石粉重新放回无菌包内；⑥操作始终在腰部或操作台面以上进行；⑦手套破损时及时更换。

7．脱无菌手套法　一手捏住另一只手套腕部外面，翻转脱下；再以脱下手套的手插入另一手套内，将其翻转脱下。

五、隔离技术

（一）概念

是指将传染者（传染患者和带菌者）在传染期间安置在指定的传染病院或隔离单位，与健康的人群分开，暂时避免与人群的接触，防止病原体的扩散。

（二）意义

对传染病患者采取传染源隔离，以控制传染源，切断传播途径；对易感人群采取的是保护性隔离。主要是把具有传染性的分泌物、排泄物、用物进行集中处理，防止病原微生物直接或间接地向外传播，以免引起传染病蔓延。

（三）隔离区域的设置和划分

1．隔离区的设置　①传染病区：应与普通病区分开，远离食堂、水源、公共场所，医患通道分开，相邻建筑相隔 >30m。②隔离室：分为单人隔离和同室隔离。单人隔离以患者为单位，每个患者有独立的病室和用具，适用于未确诊、混合感染、传染性强或病情危重的患者；同室隔离以病种为单位进行隔离，同一病种安排在同一个病室。隔离室外应设有标志、门口设有脚垫、洗手用具等。

2．隔离区域划分　①清洁区：凡未和患者直接接触，未被病原微生物污染的区域称为清洁区，如更衣室、库房、值班室、配餐室等；②半污染区：有可能被病原微生物污染的区域为半污染区，如医护办公室、病区内走廊、检验室等；③污染区：和患者直接接触，被病原微生物污染的区域，如病房、厕所、浴室、病区外走廊等。

（四）隔离的原则

1．一般消毒隔离

（1）工作人员进入隔离区域：必须戴口罩、帽子，穿隔离衣，只能在规定范围内活动。穿隔离衣前，备齐所有用物，不易消毒的物品可放入塑料袋内避污。穿隔离衣后不得进入清洁区，只能在规定的范围内活动，一切操作均需严格执行隔离技术，接触患者或污染物品后必须消毒双手。

（2）病室及患者接触过的物品的消毒：①病室空气消毒可用紫外线照射或用消毒液喷雾，每日 1 次；②每日晨间护理后，用消毒液擦拭病床及床旁桌；③患者的用物、信件、书籍等须消毒后才能送出，不宜用高压灭菌的用物（信件、票据、衣物、书籍）用环氧乙烷熏蒸；④患者的呕吐物、分泌物、排泄物及各种引流液用漂白粉消毒或焚烧；⑤患者接触过的医疗器械，如听诊器、血压计、体温计等按规定消毒。

（3）患者的传染性分泌物经 3 次培养，结果均为阴性或确已渡过隔离期，经医师开出医嘱方可解除隔离。

2．终末消毒处理　是对转科、出院或死亡患者及其所住病室、用物、医疗器械的消毒。

（1）患者的终末消毒处理：①患者转科或出院前应洗澡、更换清洁衣物。个人用物经消毒后方可带出。②患者死亡后，用消毒液将尸体擦洗，必要时用棉球将患者的鼻、口、耳、肛门等孔道进行堵塞，伤口处更换敷料，然后进行包裹转送到太平间。

（2）患者床位的终末处理：患者用过的物品须分类进行消毒。关闭门窗，打开桌椅，摊开被褥，将床垫竖起，用消毒液熏蒸或喷雾消毒，再用消毒液擦拭家具及地面。被服类应放入污物袋，消毒后再清洗。床垫、棉被和枕芯应用日光暴晒或送往消毒室进行处理。

（五）隔离的种类

1．严密隔离　主要适用于具有烈性传染性疾病。其病原体经过飞沫、分泌物、排泄物直接或间接地传染给他人，对人体健康危害大，如鼠疫、霍乱。具体要求：①单独病室，患者所住病房的门窗应关严，以防止飞沫向外播散，患者禁止走出病室。②接触患者必须戴口罩、帽子，穿隔离衣和隔离鞋，必要时戴橡胶手套，消毒措施要特别严格。③患者的分泌物、排泄物和呕吐物要严格消毒处理。④病室每日用消毒液喷雾消毒 1 次，也可以用紫外线进行空气消毒。

2．一般隔离

（1）呼吸道隔离：凡由患者的飞沫和鼻咽分泌物经呼吸道传播的疾病，如流行性感冒、百日咳、肺结核、化脓性脑膜炎等，须进行呼吸道隔离。具体要求：①同种疾病患者安排在一个病室，病室通向走廊的门窗要关好，关严，工作人员出入时要随手关门，防止病原体向外播散。接近患者时要戴口罩、帽子及穿隔离衣。②病室内每日进行紫外线空气消毒 1 次。③患者的口鼻分泌物及痰液，须经处理后方可丢弃。

（2）消化道隔离：凡是经由患者排泄物直接或间接污染食物或水源而引起传播的疾病，如伤寒、痢疾、传染性肝炎等。具体要求：①不同疾病最好分室而居，如同住一室需要做好床旁隔离；②每一位患者应有自己的食具、便器，患者所有的排泄物、分泌物必须经过统一的消毒处理后方可丢弃；③护理人员接触患者时，应按病种穿隔离衣并消毒双手；④病室内应加强对苍蝇、蟑螂等的清理工作，应做到无害虫及无鼠患的发生。

（3）接触隔离：凡有病原微生物经体表或患部排出，由于直接或间接地接触皮肤或黏膜破损处而引起的疾病，如破伤风、炭疽等。具体要求：①不同病种分室而居；②密切接触患者时须戴口罩、帽子，必要时戴橡胶手套，穿隔离衣，工作人员的手及皮肤应避免接触患者的皮肤或黏膜；③被伤口分泌物或皮肤脱屑所污染的物品、器械、敷料等，须经严格的消毒灭菌处理，同时污染的敷料要进行焚烧处理；④凡患者接触过的一切物品严格灭菌后才可清洗处理。

（4）昆虫隔离：凡以昆虫为媒介而传播的疾病，如虱、蚊、螨所传播的疾病，如流行性乙型脑炎、流行性出血热、疟疾、斑疹伤寒等。具体要求：①流行性出血热的传播源是野鼠，通过螨叮咬而传播，故患者入院后要沐浴更衣，将其衣物煮沸或进行高压蒸汽消毒。病室内喷洒防虫剂，加强防鼠工作。②流行性乙型脑炎、疟疾由蚊传播，一定要加强防蚊措施，病室设有纱帘、蚊帐等。③斑疹伤寒、回归热主要由虱类传播，此类患者也要在入院前沐浴更衣后方可进入病室。

3．**保护性隔离** 保护性隔离也称反向隔离，是对某些抵抗力特别低下的或非常容易感染的患者进行的隔离。如血液病、严重烧伤、脏器移植患者及早产儿等。具体要求：①接触患者时须先清洁双手，戴口罩、帽子，穿隔离衣；②病室内应每日进行紫外线空气消毒1次或2次，每日用消毒液擦拭病床、床旁桌、椅及地面；③探视者应采取相应的隔离措施。

（六）隔离技术操作法

1．**口罩的使用**

（1）目的：保护患者和工作人员，避免互相传染；防止飞沫污染无菌物品或清洁食物等。

（2）注意事项：①口罩使用时应罩住口鼻，不可用污染的手接触口罩；②口罩用后应取下，将污染面向内折叠，放入胸前小口袋或存放在小塑料袋内，不可挂在胸前；③始终保持口罩的清洁干燥。一次性口罩使用不超过4h，纱布口罩2～4h应更换。若接触严密隔离的患者应每次更换。口罩潮湿或可疑污染应立即更换。

2．**穿脱隔离衣**

（1）目的：保护工作人员和患者，防止交叉感染。

（2）穿隔离衣的方法：穿隔离衣前，先将工作衣、帽子穿戴整齐，取下手表，卷袖过肘；手持衣领取下隔离衣；将隔离衣污染面向外，将衣领两端向外折齐，对齐肩缝，露出肩袖内口，使清洁面面向自己。一手持衣领，另一手伸入袖内，举起手臂，将衣袖抖上，换手持衣领，依上法穿好另一袖。两手持衣领，由前向后理顺领边，扣上领扣。再扣好袖口或系上袖带。需要时套上橡皮圈束紧袖口。自一侧衣缝顺带下约5cm处将隔离衣后身向前拉，见到衣边则捏住，再依法将另一边捏住。两手在背后将边缘对齐，向一侧折叠，按住折叠处，并将腰带在背后交叉，回到前面打一活结。

（3）脱隔离衣的方法：脱隔离衣时，先解开腰带，在前面打一活结；解开袖口，在肘部将部分衣袖塞入工作衣袖口内。消毒双手后解开领扣，一手伸入另一侧袖口内，拉下衣袖过手再用衣袖遮住的手在外面拉下另一衣袖，两手在袖内使袖子对齐，双臂逐渐退出。双手持衣领，将隔离衣两边对齐，挂在衣钩上；不再穿的隔离衣，脱下后清洁面向外，卷好投入污物袋中。

（4）注意事项：①穿隔离衣时，隔离衣的长短要适合，须全部遮住工作服；衣领以上及内面不得污染。如有破损，补好后再穿。②系领子时污染的袖口不可触及衣领、面部和帽子；后侧边缘须对齐，折叠处不能松散。③穿好隔离衣后，双臂保持在腰部以上，视线范围内，不得进入清洁区，只能在规定区域内活动，避免接触清洁物品。④刷手时不能弄湿隔离衣，隔离衣也不能污染水池。⑤保持衣领清洁；隔离衣挂在半污染区，清洁面向外；若是挂在污染区，则污染面向外。⑥隔离衣每日更换，如有潮湿或污染，应立即更换。

3．**避污纸的应用**

（1）目的：保持双手或物品不被污染。

（2）方法：用避污纸拿取物品或做简单的操作时，应保持双手或物品不被污染，以省略消毒手续。如用清洁的手拿取污染物或是相反，均可使用避污纸。

（3）注意事项：取避污纸时，应用**抓取法**，不可**掀页撕取**，以保持一面清洁。避污纸用后弃于污物桶内定时焚烧。

4．刷手法　①用刷子蘸洗手液，按前臂、腕部、手背、手掌、手指、指缝、指甲顺序彻底刷洗。注意每日应更换刷手肥皂液一次。手刷应每日消毒。刷洗范围应超过被污染的范围。②刷手 30s，用流动水冲净泡沫，使污水从前臂流向指尖；同法刷另一只手，反复两次，共刷手 2min。刷手完毕，手刷置于固定容器中。刷手时身体勿靠近水池，以免隔离衣污染水池或水溅到身上。流动水洗手时，腕部要低于肘部，使污水从前臂流向指尖；勿使水流入衣袖内。操作中应保持水龙头清洁。③用小手巾自上而下擦干双手，或用烘干机吹干。④浸泡消毒时，将双手浸泡于盛消毒液的盆中，用小毛巾或手刷反复擦洗或刷洗 2min，再在清水盆内洗净，用小毛巾擦干。消毒液要浸没肘部及以下。

试题精选

1．病毒性肝炎患者入院行卫生处置时，衣服的最佳处理方法是

A．包好存放在住院处

B．交其家属带回家

C．消毒后交患者保管

D．消毒后存放在住院处

E．日光暴晒后存放病室

答案：D

2．对芽胞无效的化学消毒剂是

A．环氧乙烷

B．碘伏

C．过氧乙酸

D．甲醛

E．戊二醛

答案：B

3．对病毒无杀灭作用的消毒剂是

A．过氧乙酸

B．戊二醛

C．甲醛

D．含氯石灰

E．苯扎溴铵

答案：E

4．浸泡消毒器械时，下列哪项操作不妥

A．物品必须洗净擦干

B．物品与消毒液应充分接触

C．对金属有腐蚀性作用的消毒剂不用于器械浸泡消毒

D．消毒剂按期更换

E．经浸泡过的器械能直接使用

答案：E

5．对铜绿假单胞菌感染的患者用过的剪刀，其消毒灭菌的步骤是

A．灭菌，再清洁、灭菌

B．清洁后用高压蒸汽灭菌

C．彻底清洗后，用化学消毒剂浸泡消毒

D．直接采取燃烧法达到灭菌

E．与其他器械先浸泡消毒后，再分别清洁灭菌

答案：A

6．不宜用金属容器盛装的化学消毒剂是

A．乙醇

B．碘酊

C．苯扎溴铵

D．甲醛

E．氯己定

答案：B

7．下列化学消毒剂的使用中，错误的是

A．过氧乙酸可用于浸泡金属器械

B．碘酊不能用于黏膜消毒

C．苯扎溴铵不能与肥皂合用

D. 体温计可用 70％乙醇浸泡消毒，时间为 30min

E. 戊二醛可用于浸泡内镜

答案：A

8. 无菌溶液打开未用完，消毒瓶口、瓶塞后盖好，其有效保存期是

A. 4h

B. 24h

C. 3d

D. 7d

E. 20d

答案：B

9. 浸泡内镜的消毒液为

A. 70%乙醇

B. 2%戊二醛

C. 0.2%过氧乙酸

D. 0.5%～1%氯胺溶液

E. 5%碘伏

答案：B

10. 穿脱隔离衣时应避免污染的部位是

A. 腰带以下部分

B. 袖子的后面

C. 腰带以上部分

D. 胸前、背后

E. 衣领

答案：E

11. 拿取避污纸的正确方法是

A. 掀页撕取

B. 由页面抓取

C. 由别人代取再传递

D. 须掀起页面再抓取

E. 随便撕取无影响

答案：B

12. 传染病区内属于半污染区的是

A. 病室，厕所

B. 浴室，处置室

C. 病区的内走廊

D. 库房，值班室

E. 更衣室，配餐室

答案：C

（13～14 题共用题干）

　　患者，男，30 岁，10d 前足趾被玻璃划伤，近 2d 发热、厌食、说话受限、咀嚼困难、呈苦笑面容，急诊入院。

13. 接诊护士应施行

A. 严密隔离

B. 消化道隔离

C. 呼吸道隔离

D. 接触性隔离

E. 保护性隔离

答案：A

14. 患者使用过的被服，正确的处置是

A. 先消毒，后清洗

B. 先清洗，后消毒

C. 先灭菌，再清洗

D. 先清洗，再放日光下暴晒

E. 先放日光下暴晒，然后清洗

答案：C

（15～16 题共用题干）

　　患者，男，32 岁，患细菌性痢疾，正在住院治疗。

15. 应采用哪种隔离

A. 严密隔离

B. 呼吸道隔离

C. 接触性隔离

D. 消化道隔离

E. 保护性隔离

答案：D

16. 经治疗患者痊愈准备出院，其羊绒衫最适合的消毒方法是

A. 高压蒸汽灭菌法

B. 过氧乙酸浸泡法

C. 煮沸消毒灭菌法

D. 食醋熏蒸法

E. 环氧乙烷气体消毒法

答案：E

第13单元 给 药

一、概述

（一）护士角色与职责

1. 严格遵守安全给药的原则

（1）按医嘱要求准确给药：医嘱必须清楚、明确，护士对医嘱有疑问时，应及时向医师提出，切不可盲目执行，也不可擅自更改医嘱。

（2）严格执行查对制度：将准确的药物，按准确的剂量，用准确的方法，在准确的时间内给予准确的患者。为此，须切实做到"三查八对"。

"三查"：指操作前、操作中、操作后均须进行查对。

"八对"：核对床号、姓名、药名、浓度、剂量、用法、时间和有效期。

此外，还应检查药物的质量。对疑有变质或已超过有效期的药物，应放弃使用。

（3）及时用药，确保6个准确：准确的药名、准确给药浓度、准确给药剂量、准确给药方法、准确给药时间和准确的患者。

（4）按需要进行过敏试验：对易致变态反应的药物，用药前须做过敏试验，结果阴性方可使用。

（5）观察用药疗效及不良反应：并做好有关记录。

2. 熟练掌握正确的给药方法与技术　不同的给药方法各有其相应的操作规程及要求，熟练掌握给药技术是护士胜任药疗工作的必备条件。

3. 促进疗效及减轻药物不良反应　训练有素的护士应能熟练地运用有关药物的药理知识，采取有效的措施以促进疗效及减轻药物不良反应。

4. 指导患者合理用药　为满足患者的需要，护士应告知患者所用药物的作用、用法及药物可能引起的不良反应。此外，还要注意患者对药物治疗的信赖程度与情绪反应，有无药物依赖、滥用或不遵医嘱等行为，并采取相应的行为指导。

5. 参与药物管理

（1）药柜放置：置药柜于光线明亮处，但不宜阳光直射。

（2）药品分类保管：按内服、外用、注射、剧毒药等分类保管。剧毒药和麻醉药，应凭医师处方和空安瓿领取，加锁保管，专人负责，专本登记，班班交接。定期检查，按有效期先后顺序排列和使用，发现药品浑浊、沉淀变色、潮解、异味或超过有效期均不能使用。

（3）药瓶有明显标签：内服药标签为蓝色边，外用药标签为红色边，剧毒药标签为黑色边。标签上标明药名（中、英文对照）、浓度、剂量。

（4）定期检查：药物要定期检查，如有沉淀、浑浊、异味、潮解、霉变或标签脱落，难以辨认等现象，应立即停止使用。

（5）分类保存

①**易氧化或遇光变质药**：装入有色瓶内，放阴凉处，如氨茶碱、维生素C、盐酸肾上腺素；针剂盒用黑纸遮盖，置于阴凉处。

②**易挥发、潮解、风化药**：装瓶盖紧，如乙醇、酵母片、糖衣片、过氧乙酸等。

③**易被热破坏的药**：应置于干燥阴凉处或2～10℃冷藏保存。如放冰箱保存常见有生物制剂（疫苗、抗毒血清、白蛋白）、胰岛素注射液、青霉素皮试液。

④**易燃、易爆的药**：如乙醚、环氧乙烷、乙醇等，应单独存放于阴凉低温处，远离明火。

⑤各类中药：均应放于阴凉干燥处，芳香性药物应密盖保存。

（6）特种药：患者个人专用的特种药物，单独存放，并注明床号、姓名。

（7）各类中药均应放于阴凉干燥处，芳香性药物应密盖保存。

（二）影响药物作用的因素

1. 药物方面

（1）药物剂量：一般而言，剂量愈大，药物在体内的浓度愈高，作用也就愈强。若药物超过有效量，则引起毒性反应，因此，药物用之得当是良药，用之不当是毒药。

（2）药物剂型分4种

①内服药：包括片剂、丸剂、散剂、胶囊、溶液、酊剂、合剂等。

②注射药：包括溶液、油剂、混悬液、结晶、粉剂等。

③外用药：软膏、溶液、酊剂、粉剂、搽剂、洗剂、滴剂、栓剂、涂膜剂等。

④新颖剂型：粘贴敷片、植入慢溶药片、胰岛素泵等。

（3）给药途径：常用的给药途径有消化道给药（口服、舌下给药、直肠给药）、注射给药（肌内注射、皮下注射、静脉注射、动脉注射）、呼吸道吸入给药、皮肤黏膜用药。药物吸收速度除静脉和动脉注射是将药液直接注入静脉和动脉进入血液循环外，其他药物吸收速度由快至慢的顺序为：吸入>肌内注射>皮下注射>直肠>口服>皮肤。不同给药途径，可使药物产生的作用不同，如硫酸镁口服产生导泻与利胆作用，而注射给药则产生镇静和降压作用。

（4）给药时间：给药的间隔时间应以药物的半衰期作为参考依据，尤其是抗生素类药物更应注意维持药物在血中的有效浓度。医院常用外文缩写及中文译意见表13-1。

表13-1 医院常用外文缩写及中文译意

外文缩写	中文译意	外文缩写	中文译意
qd	每日1次	am	上午
bid	每日2次	pm	下午
tid	每日3次	ac	饭前
qid	每日4次	pc	饭后
qod	隔日1次	ID	皮内注射
biw	每周2次	H	皮下注射
qh	每小时1次	IM 或 im	肌内注射
qn	每晚1次	IV 或 iv	静脉注射
hs	临睡前	12n	中午 12：00
prn	需要时（长期）	12mn	午夜 12：00
sos	需要时（限用1次）	St	立即

（5）联合用药：联合用药指为了达到治疗目的而采取的两种或两种以上药物同时或先后应用。若联合用药后使原有的效应增强称为协同作用；若联合用药后使原有的效应减弱称为拮抗作用。临床上联合用药的目的是发挥药物的协同作用，增强治疗效果，避免和减轻药物不良反应。

2．机体方面

（1）生理因素

①年龄：国家药典规定用药剂量在 14 岁以下为儿童用药剂量，14～60 岁为成年人用药剂量，60 岁以上为老年人用药剂量。

②性别：虽然性别不同对药物的反应一般无明显的差异，但女性在用药时应注意"三期"即月经期、妊娠期和哺乳期对药物作用的影响。在月经期、妊娠期，子宫对泻药、子宫收缩药及刺激性较强的药物较敏感，容易造成月经过多、痛经、流产、早产。在妊娠期，某些药物可通过胎盘进入胎儿体内，对胎儿生长发育和活动造成影响，严重可导致胎儿畸形。

（2）病理状态：在病理因素中，肝、肾功能受损程度具有特别重要意义。如苯巴比妥、洋地黄毒苷等主要在肝代谢的药物要减量、慎用或禁用。肾功能受损时，某些主要经肾消除的药物因半衰期延长，可造成积蓄中毒，如氨基糖苷类抗生素、头孢唑林钠等应减量或避免使用。

（3）心理、行为因素：其中以患者的情绪、对药疗的信赖程度及对治疗是否配合等为最重要，在一定程度上可影响到药物效应。

二、口服给药法

1．特点　常用、简便、经济，但吸收较慢，药物产生疗效的时间较长，不适用于急救、意识不清、呕吐不止及药性会受消化液影响的药物。

2．取药、配药和发药的方法

（1）取药：根据药物剂型，采取不同的取药方法。①先取固体药，再取液体药。一个患者的药配好后再配下一个患者的。②固体药用药匙取药，水剂摇均以量杯量取，刻度线与视线平，更换药液品种时应将量杯洗净后再用。倾倒后用湿纱布擦净瓶口。多种药液分别放置在不同药杯中。③药液不足 1ml 用滴管吸取计量（1ml 为 15 滴）。④油剂及按滴计算的药液，可先在杯中加少许冷开水，再滴入药液，以免药液吸附在药杯壁，影响剂量。⑤个人专用药应单独存放，注明床号、姓名、药名、剂量。

（2）发药：①分发药物。在规定时间，核对、解释，分发药物，待患者服下后方可离开。②危重患者应喂服，鼻饲患者须将药碾碎、溶解后从胃管内灌入，因故不能服药者，应将药取回并交班。③发药时，患者如提出疑问，应虚心听取，重新核对，确认无误后给予解释，再给患者服下。更换药物或停药要告诉患者。④发药完毕，收回药杯，按规定处理。⑤注意观察药物疗效和不良反应。

3．健康教育

（1）刺激食欲的药、健胃药饭前服，因其刺激味觉感受器，使胃液大量分泌，可增进食欲。

（2）助消化药及对胃黏膜有刺激性的药，饭后服，以便使药物和食物均匀混合，有助于消化或减少对胃壁的刺激。

（3）止咳糖浆对呼吸道黏膜起安抚作用，服后不宜饮水，以免冲淡药物。同时服用多种药，应最后服用止咳糖浆，以免药效降低。

（4）磺胺类药和退热药，服后宜多饮水。前者由肾排出，尿少时易析出结晶，使肾小管堵塞；后者起发汗降温作用，多饮水可增强药物疗效。

（5）对牙有腐蚀作用和使牙染色的药，如酸类、铁剂，可用饮水管吸取药液，服药后漱口，服用时避免与牙接触；服用铁剂禁忌饮茶，因茶叶中的鞣酸与铁形成铁盐妨碍吸收，酸性食物可促进铁的吸收。

（6）强心苷类药，服用前应测脉率（心率）及其节律，如脉率低于60次/分或节律异常，应停服并报告医师。

三、吸入给药法

应用雾化装置将药液分散成细小的雾滴以气雾状喷出，经鼻或口吸入达到局部或全身疗效的给药方法。由于雾化吸入具有奏效快、药物用量较小、不良反应较轻的特点，其应用日渐广泛。吸入给药法能减轻呼吸道的炎症，解除支气管的痉挛，镇咳、祛痰，减轻呼吸道水肿。

1. 超声雾化吸入疗法

（1）目的：治疗呼吸道感染，达到消炎、镇咳、祛痰作用；改善通气功能，解除支气管痉挛，使呼吸道通畅；预防呼吸道感染，用于胸部手术前后；湿化呼吸道，配合人工呼吸器使呼吸道湿化；应用抗肿瘤药治疗肺癌。

（2）原理：超声波发生器输出高频电能，使水槽底部晶体换能器发出超声波声能，声能透过雾化罐底部的透声膜，作用于雾化罐内的液体，破坏药液表面张力，使其成为微细雾滴，通过导管随患者吸气而进入呼吸道。

（3）特点：雾滴小而均匀，直径 $5\mu m$ 以下，药液可随呼吸达终末支气管及肺泡。

（4）常用药物及作用：①控制呼吸道感染，抗生素类，如庆大霉素、卡那霉素；②解除支气管痉挛，如氨茶碱、沙丁胺醇；③稀化痰液，帮助祛痰，如α糜蛋白酶、乙酰半胱氨酸（痰易净）；④减轻呼吸道黏膜水肿，如地塞米松。

（5）方法：水槽内加冷蒸馏水 250ml（液面高度约 3cm）；雾化罐内放药液，稀释至 30～50ml；打开电源开关，调节雾量大小；面罩覆盖于患者口鼻部或将口含嘴放入口中，嘱患者紧闭口唇深吸气；使用中若水槽内水温超过 60℃，须关闭机器换冷蒸馏水，若雾化罐内液体过少，可从盖上小孔注入药液，不必关机；治疗时间每次 15～20min；治疗毕，先关雾化开关，再关电源开关，避免损坏电子管；清理、消毒用物。

（6）注意事项：认真执行查对制度，遵守消毒隔离原则；水槽底部的晶体换能器和雾化罐底部的透声膜薄而质脆，易破碎，注意不要损坏；轻按晶体换能器和透声膜，以防破碎；水槽和雾化罐中切忌加温水或热水，只能加冷蒸馏水；需连续使用时，应间歇 30min。

2. 氧气雾化吸入法　是利用高速氧气气流使药液形成雾状，随吸气进入呼吸道而产生疗效。目的是消炎、镇咳、祛痰、解痉。方法：药液稀释至 5ml 以内，注入雾化器。嘱患者漱口以清洁口腔。雾化器直接接流量表，不使用湿化瓶或湿化瓶内勿放水，以防药液被稀释。调节氧流量达 6～8L/min。嘱患者手持雾化器，把喷气管放入口中，吸气时手指按住出气口，做深吸气动作，使药液充分到达支气管和肺内；呼气时，手松开出气口，防止药液丢失。时间 10～15min。吸毕，取出雾化器，关闭氧气开关。清理、消毒用物。操作时，严禁接触烟火和易燃品。

3．手压式雾化器雾化吸入法　目的为吸入药物以改善通气功能，解除支气管痉挛。主要用于支气管哮喘、喘息性支气管炎的对症治疗。常用药物：拟肾上腺素类药、氨茶碱或沙丁胺醇等支气管解痉药。方法：取下雾化器保护盖，充分摇匀药液；将雾化器倒置，接口端放入双唇间，平静吸气；在吸气开始时，按压气雾瓶顶部，使之喷药，随着深吸气的动作，药雾经口吸入；尽可能延长屏气时间（最好能坚持 10s 左右），然后呼气，每次 1～2 喷，两次使用间隔时间 3～4h。喷雾器使用后放在阴凉处（30℃以下）保存。

四、注射给药法

是将一定量的无菌药液或生物制品用无菌注射器注入体内，使其达到预防、诊断、治疗目的。

（一）注射原则

1．严格遵守无菌操作原则　注射前洗手，戴口罩。注射部位皮肤用消毒溶液涂擦。直径在 5cm 以上，待消毒液干后方可注射。注射药物应临时抽取，药液现配现用，以防药物效价降低或被污染。

2．严格执行查对制度　三查八对，并仔细检查药液质量、药物有效期及安瓿是否完整，注意药物的配伍禁忌。

3．选择合适的注射器和针头　根据药液量、黏稠度和刺激性的强弱选择。注射器应完整无裂缝，针头应锐利、无钩、无弯曲，型号合适。一次性注射器的包装应密封，并在有效期内。

4．选择合适的注射部位　避开神经和血管，不能在炎症、化脓感染、硬结、瘢痕及患皮肤病处进针。

5．选择合适的注射器和针头　注射器应完整无裂缝、不漏气。针头应锐利、无钩、无弯曲，型号合适。

6．注射的药物现用现配　为了防止药物效价降低或污染，注射的药液应现配现用。

7．排净空气　注射前应排净注射器内空气，严防空气进入静脉形成气栓。

8．抽回血　进针后，注射前应抽动活塞，检查有无回血。静脉注射必须见回血方可注入药液。皮下、肌内注射，抽吸无回血，才可注入药液。

9．掌握合适的进针深度　根据注射方法，掌握不同的进针深度。进针时不可把针梗全部刺入皮肤内，以防不慎发生断针时处理更为困难。

10．熟练掌握无痛注射技术　解除患者的思想顾虑，分散其注意力，体位合适，使肌肉松弛，易于进针。注射时要两快一慢（进针和拔针要快，推药要慢）；注射刺激性强的药物，针头宜粗长，且进针要深；同时注射几种药液，注意配伍禁忌，一般应先注射无刺激性或刺激性弱的药，再注射刺激性强的药，且推药速度宜更慢，以减轻疼痛。

（二）注射前准备

1．注射用物准备

（1）注射盘：皮肤消毒溶液（2%碘酊和 70%乙醇或安尔碘）、无菌持物镊（放在无菌持物罐内）、砂轮、无菌棉签、乙醇棉球、弯盘等。

（2）注射器及针头：注射器由空筒和活塞两部分组成，**其中空筒内壁、乳头、活塞**须保持无菌，不得用手接触。针头由针尖、针梗、针栓3部分组成，**除针栓外壁**以外，其余部分须保持无菌，不得用手接触。

（3）注射药物：按医嘱准备。

（4）注射本：根据医嘱准备注射本或注射卡。

2．**药液抽吸法**

（1）自安瓿内吸取药液法：查对后将安瓿尖端药液弹至体部，消毒安瓿颈部和砂轮，用砂轮在安瓿颈部划一锯痕，再消毒拭去细屑，折断安瓿。将针头斜面向下放入安瓿内的液面下，抽动活塞，吸取药液，吸药时手只能持活塞柄。吸药毕，轻拉活塞，使气泡聚集在乳头口，稍推活塞，排出气体。最后将安瓿套在针头上备用。

（2）自密封瓶内吸取药液法：查对后除去铝盖中心部分，消毒瓶塞，待干。手持注射器，将针头插入瓶塞内，向瓶内注入与所需药液等量的空气，倒转药瓶及注射器，使针头在液面以下，吸取药液至所需量，拔出针头，排出气体，备用。

（3）吸取结晶、粉剂或油剂法：用生理盐水或注射用水（某些药物有专用溶媒）将结晶或粉剂溶化，待充分溶解后吸取。如为混悬液须摇匀后再抽吸。油剂可先加温（易被热破坏者除外）或将药瓶用两手对搓后再抽吸。吸取混悬液及油剂时应选用较粗的针头。

（三）**皮内注射法（ID）**

将小量药液注射于表皮和真皮之间的方法。

1．目的 药物过敏试验；预防接种；局部麻醉的先驱步骤。

2．部位 药物过敏试验在前臂掌侧下段，因该处皮肤较薄，易于注射，且皮色较浅，局部反应易于辨认；预防接种在三角肌下缘；局部麻醉在相应部位。

3．操作要点 持针姿势为平执式，即右手拇指、中指握住空筒，示指固定针栓，针尖斜面向上进针。进针角度为针尖与皮肤成5°刺入皮内。进针深度为针尖斜面完全进入皮内。

4．注意事项 患者已对注射药物有过敏史者不做皮试；忌用碘酊消毒皮肤，以免脱碘不彻底影响对局部反应的观察；注射部位不可按揉；20min后观察结果。

（四）**皮下注射法（H）**

将少量药液注入皮下组织的方法。

1．目的 预防接种，不易口服，需在一定时间内发挥药效时采用。

2．部位 上臂三角肌下缘、腹壁、后背、大腿前侧和外侧。

3．操作要点 进针角度为针尖与皮肤成 30°～40°刺入皮下。进针深度为针梗的 2/3（1.5～2cm）。

4．注意事项 针头刺入角度不宜超过 ，以免刺入肌层；经常注射者，应更换部位；药液少于1ml 时，用 1ml 注射器吸药，保证药物剂量准确。

（五）**肌内注射法（IM）**

将药液注入肌肉组织的方法。

1．目的及特点 用于不宜口服或静脉给药时，较皮下注射更迅速发生疗效；注射刺激性较强或药量较大的药物。

2．部位 选择肌肉较厚、离大神经和大血管较远的部位。有臀大肌、臀中肌、臀小肌、

股外侧肌、上臂三角肌，<u>其中以臀大肌最为常用。</u>

（1）臀大肌定位法：臀大肌注射定位法有两种。①**十字法**：从臀裂顶点向左或向右画一水平线，然后从髂嵴最高点做一垂线，取外上 1/4 处（避开内角）为注射部位；②**连线法**：<u>髂前上棘和尾骨连线的外上 1/3 处为注射部位。</u>

（2）臀中肌、臀小肌定位法：<u>髂前上棘外侧 3 横指处。</u>

（3）股外侧肌定位法：大腿中段外侧，髋关节下 10cm 至膝上 10cm 为注射区。

（4）上臂三角肌定位法：上臂外侧，<u>肩峰下 2～3 横指处。</u>

（5）股外侧肌注射定位法：大腿中段外侧，成人为膝上 10cm，髋关节下 10cm，宽约 7.5cm，此区大血管、神经干很少通过，部位较广，适用于多次注射。

3．操作要点　①体位（臀部注射部位）。<u>侧卧位，上腿伸直，下腿稍弯曲</u>；俯卧位，足尖相对，足跟分开，头偏向一侧；仰卧位，臀中小肌注射时采用。坐位，坐椅稍高，注射侧腿伸直，常用于门诊、急诊患者。②针头与皮肤成 90°刺入肌组织。<u>进针深度为针梗的 2/3。</u>③抽吸无回血。④一只手固定针头，另一只手注射药物。⑤长期进行肌内注射者，需评估患者局部组织状态，更换注射部位，以利药物吸收。

（六）静脉注射（Ⅳ）及静脉血标本采集法

自静脉注入药液或抽取血标本的方法。

1．目　的　①药物不宜口服、皮下或肌内注射而需迅速发生药效时采用；②做诊断性检查；③静脉营养治疗；④输液或输血。

2．常用部位　四肢浅静脉、小儿头皮静脉、股静脉。

3．操作要点　①<u>在穿刺处上方约 6cm 处扎止血带。</u>②肢体关节下垫小枕，使弯曲消失。③<u>针尖斜面与皮肤成 15°～30°进针</u>；见回血，沿血管进针少许。④抽取血标本后松止血带、松拳；<u>静脉注射时，先松止血带、松拳，然后缓慢注入药物。</u>⑤拔针时迅速按压穿刺点。

4．注意事项　①<u>需长期静脉给药者，应由远端小静脉开始，以保护静脉</u>；②观察注射局部及病情变化，防止药液外溢而发生组织坏死；③注射对组织有强烈刺激性的药物时，应先注入少量生理盐水，并定时试抽回血，检查针头是否在静脉内。

5．静脉注射失败的常见原因　①针头未刺入静脉，抽吸无回血，推注药液局部隆起、疼痛；②针头刺入过深，穿透对侧血管壁，抽吸无回血，部分药液溢出至深层组织；③<u>针头斜面未完全进入血管内，抽吸可有回血，但推注药液局部隆起、疼痛</u>；④针头斜面刺破对侧血管壁，抽吸可有回血，注药时部分药液溢出至深层组织，推注少量药液，局部不一定隆起。

6．静脉血标本分类及用途

（1）全血标本：<u>需加抗凝血药，测定血沉及血液中某些物质，如血糖、尿素氮、肌酐、尿酸、肌酸、血氨的含量。</u>

（2）血清标本：使用普通干燥试管，用于测定肝功能、血清酶、脂类、电解质等。

（3）血培养标本：<u>培养检测血液中的病原菌。</u>

（4）操作要点和注意事项：①明确检查项目、采血量、抗凝血药。真空采血管以颜色标识标本的种类。生化检测为红色或黄色；<u>全血标本为**紫色**</u>；凝血测定为**蓝色**；红细胞沉降率为黑色。②告知患者检查项目及意义；检查所需准备，如肝功能、空腹血糖等检查宜<u>清晨空腹抽血</u>，通知患者禁食。避免因进食而影响检验结果（因清晨空腹时血液中的各种化学成分处于相对恒定状态）。③血清标本所用注射器、针头及试管必须干燥，以防<u>溶血</u>。④<u>采集血培</u>

养标本取血量为 5ml，防止标本污染。亚急性细菌性心内膜炎患者做血培养时的取血量是 10～15ml。⑤同时抽取不同种类的血标本，注血顺序：血培养瓶—抗凝瓶—普通干燥试管。⑥输液、输血时，最好在对侧肢体采血。⑦血培养标本在用抗生素之前采集，已用抗生素应在检验单上注明。

7．股静脉注射法

（1）目的：用于急救时做加压输液、输血或采集血标本。

（2）部位：在股三角区，髂前上棘和耻骨结节连线的中点与股动脉相交，股动脉内侧0.5cm 处为股静脉。

（3）操作要点：①取仰卧位，下肢伸直略外展；②进针角度，针头和皮肤成 90°或成45°进针。

（4）注意事项：①严格执行无菌操作，防止感染；②操作完毕拔针后须加压止血 3～5min；③如抽出为鲜红色血液，提示刺入股动脉，应立即拔出针头，用无菌纱布压迫穿刺处 5～10min，直至无出血为止。

（七）动脉注射及动脉血标本采集法

自动脉注入药液或抽取血标本的方法。

1．目的 ①加压输入血液，以迅速增加有效血容量，用于抢救重度休克患者。②注入造影剂，用于某些特殊检查，如脑血管造影、下肢动脉造影等。③注射抗癌药物做区域性化疗，如头面部疾病患者采用颈总动脉；上肢疾病患者采用锁骨下动脉；下肢疾病患者采用股动脉。④采集动脉血标本，做血气分析。

2．部位 桡动脉、股动脉、颈总动脉、锁骨下动脉。

3．操作要点 操作者立于穿刺侧，戴手套或消毒左手示指和中指，在已消毒的范围内摸到欲穿刺动脉搏动最明显处，固定于两指间；右手持注射器，在两指间垂直或与动脉走向成 40°刺入动脉，见有鲜红色回血，右手固定穿刺针的方向及深度，左手以最快的速度注射药液或采血。操作完毕，迅速拔出针头，局部加压止血 5～10min。采血做血气分析者，针头拔出后立即刺入软塞以隔绝空气，肝素抗凝，用手搓动注射器使血液与抗凝血药混匀，避免凝血。

五、药物过敏试验

使用易致敏药物前，必须先做过敏试验。试验结果阴性方可用药。

（一）青霉素过敏试验

1．过敏原因 ①青霉素降解可产生青霉烯酸和青霉噻唑酸，此为半抗原；②进入机体与蛋白质或多肽分子结合形成全抗原，可使 T 淋巴细胞致敏，产生抗体 IgE；③IgE 黏附在肥大细胞和嗜碱细胞表面，使机体处于致敏状态；④再次接触抗原时致靶器官损害，细胞破裂，释放组胺、慢反应物质、缓激肽等血管活性物质；⑤主要病理改变为平滑肌收缩，毛细血管通透性增高。

2．皮试液剂量 以 200～500U/ml 的青霉素生理盐水溶液为标准。皮内注入 0.1ml 含青霉素 20～50U，20min 后观察试验结果。

3．结果判断 ①阴性：皮丘无改变，周围不红肿，无红晕，无自觉症状。②阳性：局部皮丘隆起，出现红晕硬块，直径＞1cm，或周围出现伪足、有痒感。严重时可有头晕、心慌、恶心，甚至出现过敏性休克。

4．记录 阴性，以蓝笔记"（－）"；阳性，以红笔记"（＋）"，并在医嘱单、病历卡、体温单、床头卡、注射卡、门诊卡上醒目地标明"青霉素阳性"，同时告知患者本人及其家属，报告医师，禁用青霉素。

5．注意 ①做青霉素试验前应询问用药史、过敏史、家族史，如有青霉素过敏史，应禁止做过敏试验。做青霉素过敏试验前做好急救准备，备好盐酸肾上腺素和注射器。首次注射后观察 30min，以防发生延迟反应。青霉素治疗停药 3d 以上，更换批号，需重新做过敏试验。②过敏试验可疑阳性者，应用 0.9%氯化钠溶液做对照试验。

6．过敏反应

（1）青霉素过敏性休克：属于 I 型变态反应，可发生于皮试过程中、初次用药时、连续用药时。表现：①最早出现的症状常为呼吸道症状和皮肤瘙痒。②呼吸道阻塞症状，由于喉头水肿、肺水肿，表现有胸闷、气急、发绀、喉头堵塞伴濒危感。③循环衰竭症状，面色苍白、冷汗、发绀、脉细数、血压下降。④中枢神经系统症状，头晕眼花、面部及四肢麻木、烦躁不安、意识丧失、大小便失禁、抽搐等。⑤皮肤过敏症状，瘙痒、荨麻疹及其他皮疹。

（2）血清病型反应：发生于用药后 7～12d。有发热、关节肿痛、皮肤发痒、荨麻疹、全身淋巴结大、腹痛等。只要停用药物，多能自行缓解，必要时可用抗组胺类药。

（3）各器官或组织的变态反应：①皮肤变态反应，主要有瘙痒、荨麻疹，严重者发生剥脱性皮炎。②呼吸道变态反应，可引起哮喘或促发原有的哮喘发作。③消化系统变态反应，可引起过敏性紫癜，以腹痛和便血为主要症状。

7．过敏性休克的处理 ①停药，就地平卧。②首选 0.1%盐酸肾上腺素 0.5～1ml，皮下注射；具有收缩血管、增加外周阻力、兴奋心肌、增加心排血量及松弛支气管平滑肌的作用。如不缓解，可每隔 30min 皮下或静脉注射 0.5ml，直至脱离危险。③氧气吸入，必要时给予呼吸兴奋药（尼可刹米或洛贝林）。④抗过敏，地塞米松 5～10mg 静脉注射；氢化可的松 200mg＋5%葡萄糖溶液 500ml，静脉滴注；给予抗组胺药。⑤纠正酸中毒。⑥对症治疗，如给予升压药，对心搏骤停者立即行心肺复苏术，气管内插管等。⑦观察生命体征、尿量等，注意保暖。

（二）破伤风抗毒素过敏试验及脱敏注射法

破伤风抗毒素（TAT）是用破伤风类毒素免疫马血浆经物理、化学方法精制而成的，能中和患者体液中的破伤风毒素。常在救治破伤风患者时应用，有利于控制病情发展；并常用于有破伤风潜在危险的外伤患者，作为被动免疫预防注射。如用过破伤风抗毒素超过 1 周，若再次使用，应重做过敏试验。

1．皮试液剂量 以 150U/ml 的 TAT 生理盐水溶液为标准，皮内注入 0.1ml，含 TAT 15U，20min 后观察试验结果。

2．结果判断 ①阴性：局部无红肿、无异常全身反应。②阳性：局部皮丘红肿，硬结＞1.5cm，红晕超过 4cm，有时出现伪足，主诉痒感。全身过敏反应、血清病型反应同青霉素过敏反应。

3．脱敏注射法

（1）原理：是小剂量抗原同吸附于肥大细胞或嗜碱性粒细胞上的 IgE 结合，使其逐步释放少量的组胺等活性物质，由机体组胺酶及时分解，不致对机体产生严重损害。

（2）方法：将 TAT 分为 0.1ml、0.2ml、0.3ml 和余量 4 组，分别加入生理盐水至 1ml，每隔 20min 注射 1 次，密切观察反应。脱敏过程中如反应轻微，可待反应消退后减少每次注射剂量，增加注射次数，将余量注完；脱敏过程中如发生面色苍白、气促、发绀、荨麻疹等过敏性休克症状时，立即停止注射，救治处理同青霉素过敏性休克。

（三）其他药物过敏试验

1．链霉素过敏试验　①剂量 2500U/ml，皮内注入 0.1ml，含链霉素 250U。局部结果判断标准同青霉素。②过敏反应同青霉素，但少见。常伴有毒性反应，如全身麻木、肌肉无力、抽搐、耳鸣、耳聋等。③过敏处理，给予 10%葡萄糖酸钙或 5%氯化钙，因钙离子可与**链霉素络合**，从而减轻链霉素的毒性症状；其他措施同青霉素过敏。

2．普鲁卡因过敏试验　皮试液剂量 0.25%（2.5mg/ml，0.1ml 含 0.25mg）做皮内注射，20min 后观察试验结果。试验结果的判断及过敏反应的处理与青霉素过敏反应相同。

3．头孢菌素（先锋霉素）过敏试验　①皮试液剂量，以 500μg/ml 先锋霉素生理盐水溶液为标准，皮内注入 0.1ml 含先锋霉素 50μg，20min 后观察结果。②其余同青霉素，头孢菌素与青霉素两者可能存在部分交叉过敏，对青霉素过敏的患者有 10%～30%对头孢菌素过敏，而对头孢菌素过敏的患者绝大多数对青霉素过敏。如患者对青霉素类过敏，且病情确实需要使用头孢菌素类药物时，一定要在严密观察下做头孢菌素类药物过敏试验，并做好抗过敏性休克的急救准备。

4．细胞色素 C 过敏试验法　皮试液剂量 0.75mg/ml。

5．碘过敏试验法　碘造影检查前 1～2d 做过敏试验。皮内注射法：取碘造影剂 0.1ml 做皮内注射，局部有红肿、硬块，直径＞1cm 为阳性；静脉注射法：取碘造影剂 1ml 缓慢注入静脉，有血压、脉搏、呼吸和面色改变者为阳性。先做皮内试验，结果阴性再做静脉注射试验，结果阴性方可做碘造影检查。

六、局部给药法

（一）滴药法

是将药液滴入眼、耳、鼻等处，以达到局部或全身治疗的作用，或做某些诊断检查。

1．滴眼药法

（1）目的：用滴管或眼药滴瓶将药液滴入结膜囊，以达到杀菌、收敛、消炎、麻醉、散瞳、缩瞳等治疗或诊断作用。

（2）操作要点：①患者取坐位或仰卧位，头稍后仰，眼向上看。②用棉签或棉球拭净眼部分泌物。③操作者一手将患者下眼睑向下方牵引，另一手持滴管或滴瓶，手掌根部轻轻置于患者前额上，滴管距离眼睑 1～2cm，将药液 1 滴或 2 滴滴入眼下部结膜囊内。④轻轻提起上睑，使药液均匀扩散于眼球表面，以干棉球拭干流出的药液，并嘱患者闭目 2～3min。⑤用棉球紧压泪囊部 1～2min。

2．滴耳药法

（1）目的：将滴耳剂滴入耳道，以达到清洁，消炎的目的。

（2）操作要点：①患者取坐位或卧位，头偏向健侧，患耳朝上。②吸净耳道内分泌物，必要时用 3%过氧化氢溶液反复清洗至清洁，以棉签拭干。③操作者一手将耳郭向后上方轻轻牵拉，使耳道变直，如为小儿滴耳，需将其耳郭向下牵拉，方可使耳道变直。另一手持滴瓶，将药液 2 滴或 3 滴滴入耳道轻压耳屏，使药液充分进入中耳。④用小棉球塞入外耳道口，以免药液流出。⑤注意避免滴管触及外耳道，污染滴管及药物。⑥嘱患者保持原体位 1～2min。

3．滴鼻药法

（1）目的：从鼻腔滴入药物，治疗上颌窦、额窦炎，或滴入血管收缩药，减少分泌，减轻鼻塞症状。

（2）操作要点：①患者取坐位，头向后仰，或取垂头仰卧位，如治疗上颌窦、额窦炎时，则头后仰并向患侧倾斜。②擤鼻，以纸巾抹净，解开衣领。③操作者一手轻轻推鼻尖以充分显露鼻腔，另一手持滴管距鼻孔约 2cm 处滴入药液 3～5 滴。④轻捏鼻翼，使药液均匀分布鼻腔黏膜。⑤稍停片刻才恢复如常体位，用纸巾揩去外流的药液。⑥观察疗效反应，并注意有无出现反跳性黏膜充血加剧，其原因与血管收缩药连续使用时间过长（超过3d）有关。

（二）插入法

将药液栓剂塞入身体腔道内（直肠和阴道），由黏膜吸收，达到局部或全身治疗的效果。栓剂是药物与适宜基质制成的供腔道给药的固体制剂，其熔点为 37℃左右，插入体腔后栓剂缓慢融化而产生疗效。

1．直肠栓剂插入法

（1）目的：直肠插入甘油栓，软化粪便，以利排出。栓剂中有效成分被直肠黏膜吸收，可产生全身治疗作用，如解热镇痛药栓剂。

（2）操作要点：①患者取侧卧位，膝部弯曲，暴露出肛门括约肌。需要时用屏风遮挡，拉好窗帘。②操作者戴上指套或手套，嘱患者张口深呼吸，尽量放松。③将栓剂插入肛门，并用示指将栓剂沿直肠壁朝脐部方向送入。④置入栓剂后，保持侧卧位 15min，以防药物栓滑脱或融化后渗出肛门外。⑤观察是否产生预期药效，若栓剂滑脱出肛门外，应给予重新插入。

2．阴道栓剂插入法

（1）目的：阴道插入栓剂，以起到局部治疗作用，如治疗阴道炎。

（2）操作要点：①患者取仰卧位，双腿分开，屈膝或卧于检查床上，支起双腿。需要时用屏风遮挡患者。②操作者利用置入器或戴上手套将阴道栓剂沿阴道下后方向轻轻送入，达阴道穹窿。③嘱患者至少平卧 15min，以利药物扩散至整个阴道组织和利于药物吸收。④为避免药物或阴道渗出物弄污内裤，可使用卫生棉垫。⑤指导患者在治疗期间避免性交。⑥观察用药效果。

（三）皮肤用药

将药液直接涂于皮肤，达到防腐、消炎、止痒、保护、透皮吸收的目的。皮肤给药的常用剂型有溶液、软膏、粉剂、糊剂、乳膏剂、搽剂、透皮贴剂等。

1．用药前准备　先用温水与中性肥皂清洁皮肤，有皮炎则用清水清洁。如有破损，要注意无菌操作。

2．选用不同药物制剂

（1）溶液：是一种可溶性药物的澄清溶液，多以水为溶剂，具有清洁、消炎等作用。主要用于急性皮炎伴大量渗液或继发感染时，一般用湿敷法。

（2）软膏：由药物加凡士林或羊毛脂配制而成，具有润肤、软化痂皮、保护作用。<u>主要用于慢性皮炎、过度角化及溃疡等</u>。一般每日涂患处 2 次或 3 次，不可过厚。此法不宜用于急性或亚急性伴急性渗出、糜烂时。

（3）粉剂：由一定量的粉末状药物加入氧化锌、滑石粉配制而成，具有保护、收敛作用。<u>主要用于急性或亚急性皮炎而无渗液的创面</u>。使用方法是将粉剂扑撒在皮肤损害处，每日数次。

（4）糊剂：为含有多量粉末的半固体制剂，具有保护、收敛、消炎等作用。<u>主要用于亚急性皮炎，有少量渗液或轻度糜烂者</u>。一般每日涂患处 1 次或 2 次，并用纱布包扎。

（5）乳膏剂：由油和水经乳化而成，分霜（水包油）和脂（油包水）两种，具有保护、消炎、润肤、止痒等作用。主要用于亚急性、慢性皮炎或瘙痒症。

（6）搽剂：由药物溶解于乙醇制成，具有消炎、止痒、杀菌等作用。主要用于瘙痒性急、慢性皮炎。每日涂药数次，<u>因乙醇对皮肤黏膜有一定刺激性，故不宜用于口腔及黏膜部位，也不用于已破损创面</u>。

（7）透皮贴剂：除药物产生局部作用外，可以通过透入毛囊、汗腺、皮脂腺等附属器和角质层间隙两条途径吸收而产生全身作用，从而避免胃肠道对药物的破坏或肝首关代谢。具有使用方便、延长药物作用等优点。如硝酸甘油口服后在胃肠道中大部分被破坏，而舌下给药作用虽然明显，但时间短暂，如为粘贴敷片，则治疗血浓度可维持 24h。目前共有 10 类药物 20 余个品种被开发为经皮给药制剂，并获得美国食品与药品监管局（FDA）批准上市，如东莨菪碱、硝酸甘油、烟碱、可乐定、芬太尼、雌二醇、炔诺酮、睾酮、利多卡因、奥昔布宁等。

（四）舌下给药

药物通过舌下口腔黏膜丰富的毛细血管吸收，经颈内静脉到达心脏或其他器官。不存在胃肠道吸收时的首关代谢，也不存在药物被胃酸或消化酶破坏的危险。因而具有药物吸收迅速，生物利用度高的特点。

1. 目的　常用的<u>经舌下给药的药物有抗心绞痛药硝酸甘油</u>，<u>因硝酸甘油的化学结构中具有酯键，口服后极易被水解，以致药物在进入血液循环前即失效</u>，而舌下给药，迅速奏效，2～5min 即可发挥作用。

2. 操作方法　①将药片置于舌下，任其自然溶解，不可嚼碎吞下。②告知患者不要将药片吞服，<u>不要放在舌的上面（舌上给药），因为舌表面有舌苔和角质层，很难吸收药物</u>。③冠心病患者舌下给药时，<u>最宜采取半卧位</u>。因为半卧位时，可使回心血量减少，减轻心脏负担，使心肌供氧相对满足自身需要，从而缓解心绞痛。

📋 试题精选

1. 每天 1 次的外文缩写是

A. DC

B. pc

C. qd

D. ac

E. st

答案：C

2. 哮喘患者不宜

A. 超声雾化吸入

B. 蒸气吸入

C. 湿化吸氧

D. 给予祛痰药物

E. 多饮水

答案：C

3. 应放在有色密盖瓶内的药物是

A. 易氧化的药物

B. 易潮解的药物

C. 易燃烧的药物

D. 易风化的药物

E. 易挥发的药物

答案：A

4. 指导患者服药时，下列不正确的是

A. 感冒药应饭前服

B. 服用催眠药应防止成瘾

C. 服解热药后应多喝水

D. 服酸类药时可用饮水管吸入药液

E. 止咳糖浆最先服用

答案：E

5. 链霉素过敏的急救措施中可选用哪种药物

A. 葡萄糖酸钙

B. 乳酸钙

C. 草酸钙

D. 碳酸钙

E. 溴化钙

答案：A

6. 患者，女，22 岁，因左足底被铁钉扎伤来院就诊，医嘱：TAT 1500U im st，皮试结果：局部红润，直径＞5cm，硬结＞2cm，此时应采取的措施是

A. 按常规注射 TAT

B. 报告医师，改用其他药物

C. 将 TAT 稀释至 100ml，分 4 次等量肌内注射，每 10min 1 次

D. 将 TAT 稀释按 1：2：3：4 的剂量分别稀释至 1ml，每隔 20min 注射 1 次

E. 按常规注射 TAT 并注射 0.1%肾上腺素 1ml

答案：D

7. 患儿，3 岁，细支气管炎，医嘱：小儿百服宁 1/4 片 q6h、prn，头孢唑林钠过敏试验阴性后肌内注射 0.25g，2 次/天。该患儿肌内注射正确的部位是

A. 臀大肌

B. 臀中、小肌

C. 三角肌下缘

D. 大腿外侧

E. 三角肌上缘

答案：B

8. 婴儿预防接种时常选择的部位是

A. 臀部

B. 三角肌

C. 股外侧

D. 三角肌下缘

E. 前臂掌侧下段

答案：D

9. 发生药物过敏性休克，患者最早出现的症状是

A. 意识丧失

B. 血压下降

C. 面色苍白

D. 胸闷，气促

E. 幻觉、谵妄

答案．D

10. 应用破伤风抗毒素超过几天，需再次应用时应重新做过敏试验

A. 1d

B. 3d

C. 5d

D. 7d

E. 14d

答案：D

11. 服用止咳糖浆需

A. 服药前测量心率及节律

B. 服药后 30min 测量体温

C. 须用饮水管服用，服后漱口

D. 在所有的药物后服用，服后不饮水

E. 服药后忌饮茶水

答案：D

（12～13 题共用题干）

患者因糖尿病住院治疗，医嘱胰岛素 8U 餐前 15min 皮下注射

12. 患者，女，35 岁，因糖尿病住院治疗，医嘱皮下注射普通胰岛素 8U ac，执行时间是

A. 上午

B. 饭后

C. 临睡前

D. 饭前

E. 必要时

答案：D

13. 注射普通胰岛素，下述哪项不妥

A. 常规消毒皮肤

B. 选用 2ml 注射器

C. 进行"三查八对"

D. 注射部位选择上臂三角肌下缘

E. 针头与皮肤成 40°

答案：B

（14～16 题共用题干）

患者，男，70 岁。因受凉后出现发冷、寒战，继而出现发热，体温 39.3℃，X 线胸片显示：大叶性肺炎，医嘱显示进行青霉素皮试

14. 青霉素皮内过敏试验局部反应的阳性体征是

A. 皮丘隆起，并出现红晕硬块，直径＞1cm，或红晕周围有伪足、痒感

B. 试验处皮肤有明显凸起的风团或大丘疹，周围充血或不充血

C. 皮丘红肿，硬结＞1.5cm，红晕可超过 4cm，有时出现伪足，主诉痒感

D. 局部有出血点，直径＞1cm，有丘疹

E. 局部有白斑、硬块，直径＞1cm

答案．A

15. 若再次使用同批号青霉素药物注射时，免做过敏试验要求间断时间不超过

A. 1d

B. 3d

C. 5d

D. 7d

E. 14d

答案：B

16. 青霉素引起血清病型反应的临床表现是

A. 发热，关节肿痛

B. 面色苍白，血压下降

C. 胸闷气促，伴濒危感

D. 腹痛，便血

E. 头晕眼花，四肢麻木

答案：A

（17～18 题共用题干）

患者患白血病，血红蛋白 50g/L，胸痛，全身软弱无力，皮肤、黏膜、指甲苍白。

17. 该患者输血的主要原因是

A. 大出血

B. 贫血

C. 严重感染

D. 低蛋白血症

E. 凝血功能障碍

答案：B

18. 护士为患者输血时，错误的操作是

A. 严格执行"三查八对"

B. 护士操作时戴上手套

C. 输血前先输入少量生理盐水

D. 为达到治疗效果，开始时速度宜快

E. 两袋血之间输入少量生理盐水

答案：D

第 14 单元　静脉输液与输血

一、静脉输液

（一）静脉输液的原理、条件、目的

1．原理　利用大气压和液体静压将大量无菌液体、电解质、药物由静脉输入人体内。

2．条件　包括液体瓶有一定高度，从而形成足够的水柱压；液面上方必须与大气相通；输液管道通畅。

3．目的　①补充水分及电解质，纠正水、电解质和酸碱失衡；②补充营养，供给热量；③输入药物，治疗疾病；④增加循环血量，改善微循环，维持血压；⑤输入脱水药，降低颅内压，利尿消肿。

（二）常用溶液及作用

1．晶体溶液　特点为分子小，在血管存留时间短。常用溶液有①葡萄糖溶液（供给水分和热能），5%和10%葡萄糖溶液；②等渗电解质溶液（供给水分和电解质），0.9%氯化钠、5%葡萄糖氯化钠、复方氯化钠溶液等；③碱性溶液（纠正酸中毒，调节酸碱平衡），5%碳酸氢钠、11.2%乳酸钠溶液；④高渗溶液（迅速提高血浆渗透压，利尿脱水），20%甘露醇、25%山梨醇、25%～50%葡萄糖溶液。

2．胶体溶液　特点为分子大，在血液存留时间长，能有效维持血浆胶体渗透压，增加血容量。常用溶液有①右旋糖酐，中分子提高血浆胶体渗透压，扩充血容量，低分子降低血液黏稠度，改善微循环；②代血浆（羟乙基淀粉（706）、氧化聚明胶、聚维酮），增加血浆渗透压及循环血量，用于大出血时急用；③浓缩白蛋白注射液，提高胶体渗透压，补充蛋白，减轻水肿；④水解蛋白注射液，补充蛋白质，纠正低蛋白血症，促进组织修复。

3．静脉营养液　有复方氨基酸、脂肪乳，可提供热能，维持正氮平衡，补充维生素和矿物质。

（三）方法

1．周围静脉输液法　常用上肢静脉、下肢静脉、头皮静脉（小儿）。①密闭式输液法：最常用的输液法。②开放式输液法：能灵活变换输液种类，用于抢救、手术患者及患儿。③静脉留置针输液法：用于需长期输液和静脉穿刺困难的患者。要点：在穿刺点上方 10cm 处扎止血带；穿刺后，套管送入静脉，抽出引导针；旋紧静脉帽，将输液针头插入静脉帽即可输液。输液毕用 0.4%枸橼酸钠生理盐水 1～2ml 或肝素稀释液正压封管，每次用量为 5～10ml，间隔时间 6～8h。④头皮静脉输液法：小儿头皮静脉极为丰富，且静脉浅表易见，不易滑动，易于固定，不易着凉。常用的头皮静脉有前额静脉、颞浅静脉、耳后静脉、枕静脉等。需注意头皮静脉与头皮动脉的鉴别（表 14-1）。

表14-1 头皮静脉与头皮动脉的鉴别

特征	头皮静脉	头皮动脉
颜色	微蓝	浅红或与皮肤同色
搏动	无	有
管壁	薄、易压瘪	厚、不易压瘪
滑动	不易	易
血流方向	向心	离心
血液颜色	暗红	鲜红
注药	阻力小	阻力大，局部血管树枝状突起，颜色苍白；患儿疼痛，尖叫

2．中心静脉输液法 中心静脉是指距离心脏较近的大静脉，用于需长期输液和静脉穿刺困难的患者；周围循环衰竭的危重患者，测量中心静脉压；长期输入高浓度、刺激性强药物或静脉营养的患者。常用颈外静脉——下颌角和锁骨上缘中点连线之上 1/3 处，颈外静脉外缘为穿刺点；锁骨下静脉——胸锁乳突肌外缘与锁骨上缘所形成的夹角平分线上，距顶点 0.5～1cm 处为穿刺点。

（四）注意事项

1．滴速和输液所用时间的计算

滴数（滴/min）＝［液体总量（ml）×滴系数（滴/ml）］/输液所用时间（min）

输液所用时间（min）＝［液体总量（ml）×滴系数（滴/ml）］/滴数（滴/min）

滴系数：指每毫升溶液的滴数。不同口径不同厂家生产的输液器可不同，输液器可有每毫升 10 滴、15 滴、20 滴、50 滴等几种滴系数，最常见的是每毫升 15 滴。

2．根据患者年龄、病情、药物性质调节滴速 一般成年人每分钟 40～60 滴，儿童、老年人每分钟 20～40 滴，年老体弱、婴幼儿、心肺疾病者速度宜慢，严重脱水、心肺功能良好者速度可快，高渗溶液、含钾药、升压药速度宜慢。给患者补钾，其浓度不应超过 0.3%。

3．需严格控制输入液量时 如输入某些升压药、抗心律失常药时，可使用输液泵。常用于危重患者、心血管疾病患者的治疗及抢救。

4．头皮静脉与头皮动脉的鉴别要点 头皮静脉，微蓝；薄、易压瘪，向心，暗红，阻力小。头皮动脉：浅红或与皮肤同色，厚、不易压瘪，离心，鲜红；阻力大，局部血管呈树枝状突起，颜色苍白；患儿疼痛，尖叫。

5．输液后与患者交代注意事项 不可随意调节滴速，注意保护输液部位，及时观察滴速变化，局部有无肿胀和疼痛，针头有无脱出，固定是否牢固，有无全身不适等。

6．连续输液超过 24h 应每日更换输液器 静脉留置针一般保留 3～5d，最多不超过 7d。

7．长期留置拔管时应边抽边拔 避免残留的小血块落入血管内；拔管后加压数分钟，避免空气进入静脉。

（五）输液常见故障及排除方法

1．溶液不滴

（1）针头滑出血管外：局部有肿胀、疼痛，应另选血管重新穿刺。

（2）针头斜面紧贴血管壁：可调整针头位置或适当变换肢体位置，直到滴注通畅为止。

（3）针头阻塞：应更换针头重新穿刺。

（4）由于患者周围循环不良或输液瓶高度不够所致压力过低：可抬高输液瓶位置。

（5）因静脉痉挛所致者：用热水袋或热毛巾热敷注射部位上端血管，可以缓解静脉痉挛。

2．滴管内液面过高　从输液架上取下输液瓶，倾斜液面，使插入瓶内的针头露于液面上，待溶液缓缓流下，直至滴管露出液面，再将瓶挂于输液架上，继续进行滴注。

3．滴管内液面过低　折叠滴管下端输液管，同时挤压塑料滴管，迫使液体流入滴管，直至液面升高至滴管 1/2 处。

4．滴管内液面自行下降　检查滴管各接头部位是否松动，上端输液管和滴管内有无漏气或裂隙，必要时更换输液器。

（六）常见输液反应及护理

1．发热反应

（1）原因：是输液反应中最常见的，输入致热物质引起。多由于输液瓶清洁灭菌不完善或又被污染，输入的溶液或药物制品不纯，消毒保存不良，输液器消毒不严或被污染，输液过程中未能严格执行无菌操作等所致。

（2）表现：发冷、战栗（寒战），发热，体温 38℃。重者高热伴头痛、恶心、呕吐等。

（3）护理：①预防。严格检查药液质量、输液用具的包装及灭菌有效期等，严格无菌技术操作，防止致热物质进入体内。②减慢滴速或停止输液，观察体温，通知医师处理。③重者停止输液，送检残液。④对症处理。物理降温、抗过敏治疗。

2．急性肺水肿（循环负荷过重）

（1）原因：输液速度过快，循环血容量急剧增加，心脏负荷过重；患者心肺功能不良。

（2）表现：①突发呼吸困难，咳嗽、咳泡沫痰（粉红色，亦可白色）；②听诊，肺部湿啰音，心率快且节律不齐。

（3）护理：①预防。严控输液速度与量，尤其是老年人、小儿、心肺功能不良者。②发生肺水肿，应立即停止输液，通知医生紧急处理。取端坐位、双腿下垂，以减少静脉回流量。③高流量氧气吸入，使肺泡内压力增高，减少肺泡内毛细血管渗出液的产生；同时给予 20%～30%乙醇湿化吸氧，因乙醇能减低肺泡内泡沫的表面张力，使泡沫破裂消散，从而改善肺部气体交换，迅速缓解缺氧症状。④给予镇静、平喘、强心、利尿和扩血管药，以舒张周围血管，加速液体排出。⑤四肢轮扎，减少静脉回流血量。每 5～10 分钟轮换一个肢体。

3．静脉炎

（1）原因及病理：①高浓度或强刺激药物的长时间输注；②局部静脉壁发生化学炎症反应；③无菌操作不严引起感染。

（2）表现：沿静脉走行出现条索状红线，局部组织红、肿、热、痛，可伴畏寒、发热等。

（3）护理：①预防。严格无菌操作；刺激性药物稀释后缓慢输注；防止药液外溢；有计划地更换输液部位；使用静脉留置针选择无刺激或刺激小的导管，留置时间不宜过长。②处理。停止输液，患肢抬高制动；局部 50%硫酸镁或 95%乙醇湿热敷；超短波理疗，每日 1 次，每次 15～20min；如意金黄散，醋调外敷，每日 2 次；如合并感染，遵医嘱给予抗生素治疗。

4．空气栓塞

（1）原因：空气进入静脉。输液管未排尽空气，液体走空未及时添加；导管连接漏气；加压输液时液体走空。

（2）病理：空气进入静脉，可随血流先进入右心房，再进入右心室。如空气量少，可随心脏收缩被压入肺动脉，分散到肺小动脉内，经毛细血管吸收，损害较小；如输入空气量大，则空气在右心室内阻塞**肺动脉入口，血液不能进入肺内进行气体交换，引起机体严重缺氧**。

（3）表现：**患者突感胸部异常不适，胸骨后疼痛，呼吸困难，严重发绀，有濒死感**。听诊心前区闻及响亮、持续的水泡声。心电图示心肌缺血和急性肺源性心脏病表现。

（4）护理：①预防。排尽输液管空气，液体输完及时添加或拔针；确保输液器质量；加压输液时，专人守护。②处置。立即停止输液，**取左侧头低足高位，使气体浮向右心室心尖部，避开肺动脉入口**；高流量吸氧；观察病情，对症处理。

（七）输液微粒污染

输入液体中含有非代谢性颗粒杂质，一般直径为 1～15μm，亦可达 50～300μm。

1．原因　原料不纯；橡胶塞分子剥脱；加药带入。

2．病理　堵塞末梢血管，局部组织供血不足；形成血栓，致静脉炎和血管栓塞；形成肉芽肿（主要在肺内），组织炎症或形成肿块，可发生血小板减少和变态反应。

3．防止和消除　①严格原料筛选和制剂操作规程；②使用规范注射用具；③保证配液、输液环境的清洁；④严控药物配伍数量，药液现用现配；⑤使用输液终端滤器。

二、静脉输血

（一）概念及目的

静脉输血是将血液通过静脉输入体内的方法。目的：①补充血容量，用于失血、失液休克的患者；②补充血红蛋白，纠正贫血，用于严重贫血的患者；③补充血小板和各种凝血因子，用于凝血功能障碍的患者；④补充抗体、补体，增加机体免疫能力，用于严重感染的患者；⑤补充白蛋白，用于低蛋白血症的患者。

（二）种类

1．全血　指采集的血液未经任何加工而全部保存备用的血液。可分类如下。

（1）新鲜血：指在 4℃的常用抗凝保养液中，保存 1 周内的血。基本保留了血液的所有成分，适用于**血液病**患者，可以补充各种血细胞、凝血因子和血小板。

（2）库存血：虽含有血液的各种成分，但白细胞、血小板、凝血酶原等**成分破坏较多，钾离子含量增多，酸性增高**。大量输注可引起高钾血症和酸中毒。库存血在 4℃的冰箱内可保存 2～3 周。适用于各种原因引起的**大出血**。

（3）自体血：脾切除、宫外孕的患者可利用血液回收装置进行术中失血回输；对身体一般情况好，符合自身输血条件的患者，可在术前 2～3 周定期反复采集自身血液保存，手术时回输。

2．成分血　成分输血是根据血液比重不同，将血液的各种成分加以分离提纯，根据病情需要输注有关的成分。

（1）血浆：全血分离后所得的液体部分。主要成分为血浆蛋白，不含血细胞，无凝集原，保存时间较长。①新鲜血浆：用于凝血因子缺乏者。②保存血浆：用于血容量及血浆蛋白较低的患者。③冷冻血浆：**−30℃保存，有效期 1 年**；冷冻血浆的正确使用方法为放在 37℃温水中融化后使用。用于维持血容量、补充血浆蛋白。④干燥血浆：利用真空装置加以干燥而成，保存期限为 5 年。使用时可加适量 0.9%氯化钠溶液或 0.1%枸橼酸钠溶液进行溶解。

（2）红细胞：①浓集红细胞，用于携氧功能缺陷和血容量正常的贫血患者；②洗涤红细胞，用于免疫性溶血性贫血患者、脏器移植术后、需反复输血的患者；③红细胞悬液，用于战地急救及中、小手术者。

（3）白细胞浓缩悬液（4℃保存、48h 有效）：用于粒细胞缺乏伴严重感染的患者。

（4）血小板浓缩悬液（22℃保存、24h 有效）：用于血小板减少或功能障碍性出血的患者。

（5）各种凝血制剂：用于各种原因引起的凝血因子缺乏的出血性疾病。

3．其他血液制品

（1）白蛋白液：用于低蛋白血症患者。

（2）纤维蛋白原：用于纤维蛋白缺乏症、弥散性血管内凝血（DIC）者。

（3）抗血友病球蛋白浓缩剂：用于血友病患者。

（三）血型及交叉配血试验

1．血型　指红细胞膜上特异抗原的类型。临床上主要有如下系统。

（1）ABO 血型系统：ABO 血型是根据红细胞膜上是否存在凝集原 A 与凝集原 B 而将血液分为 A、B、AB、O 4 种血型。

（2）Rh 血型系统：Rh 血型以 D 抗原存在与否来表示 Rh 阳性或阴性。汉族人中 99%的为 Rh 阳性，Rh 阴性者不足 1%。

2．交叉相容配血试验　交叉相容配血试验的目的在于检查受血者与献血者之间有无不相合抗体。

（1）直接交叉相容配血试验：用受血者血清和供血者红细胞进行配合试验，检查受血者血清中有无破坏供血者红细胞的抗体。其结果绝对不可有**凝集**或**溶血现象**。

（2）间接交叉相容配血试验：用供血者血清和受血者红细胞交叉配合，检查输入血液的血浆中有无能破坏受血者红细胞的抗体。

（四）输血前准备

1．填写申请单，采集血标本，做血型鉴定和**交叉配血**试验。

2．取血查对。凭取血单与血库人员共同做好"三查"，即血液有效期、血液质量，输血装置质量；"八对"，即姓名、床号、住院号、血袋号、血型、交叉配血结果、血液种类和剂量。

3．避免血液剧烈振荡；血制品不能加温，自然复温即室温下放置 15～20min，4h 内输完。

4．输血前再次两人核对无误后输血，血袋低温保存 24h。

（五）输血方法

1．间接输血法　按静脉输液法供给受血者。①先输入少许生理盐水。②"三查""八对"。③轻摇血液后输入，开始宜慢，少于每分钟 **20 滴**，观察 10～15min，无不良反应再将滴速调至每分钟 **40～60 滴**，老年人、儿童酌减。④输两袋血之间输入少量生理盐水；输血毕，再输少许生理盐水至输血器内血液输完。⑤记录输血时间、种类、剂量、血型、血袋号、有无输血反应等。

2．直接输血法　将供血者血液抽出后，立即输给患者的方法。常用于婴幼儿、少量输血或无库血而患者急需输血时。①无菌注射器须抽取定量抗凝血药（每 50ml 血中加 3.8%枸橼酸钠溶液 5ml）；②选择粗大静脉，将血压计袖带在供血者上臂缠好，<u>充气维持压力在</u><u>100mmHg</u> 左右，以阻断静脉血流；③操作时需由 3 名护士分别担任抽血、传递和输血任务，密切配合进行；④更换注射器时以手指压迫穿刺前端静脉以减少出血；⑤从供血者静脉内抽血和向受血者静脉内推注均不可过快。

（六）注意事项

1．根据医嘱及输血申请单采集血标本，每次只能为 1 名患者采集。

2．输血时须 2 人核对无误方可输入。

3．库存血输入前需认真检查质量。正常分为两层，上层为淡黄色半透明血浆，下层为红细胞呈均匀暗红色，两层界线清楚，无凝块。若<u>库存血血浆变红，血细胞呈暗紫色，界线</u><u>不清，有明显血凝块，提示血液变质不能使用。</u>

4．库存血取出后须 30min 内使用。

5．<u>血液内禁止加药</u>，<u>防止血液变质，出现凝集或溶血现象。</u>

6．冷藏血制品不能加温。

7．观察输血反应。发生严重反应，应立即停止输血，给予相应处理并保留余血以供检查分析原因。

8．加压输血时，专人守护，以免发生空气栓塞。

（七）自体输血

即回输自己的血。自体输血不需要做血型鉴定和交叉配血试验，不会产生免疫反应，既节省血源又防止发生输血反应。同时避免了因输血而引起的疾病传播。自体输血有 3 种形式。术前预存自体血、术前稀释血液回输、术中失血回输。

1．术前预存自体血 一般于术前 3 周开始，每周或隔周采血 1 次。<u>注意最后 1 次采血</u><u>应在手术前 3d。</u>

2．术前稀释血液回输 麻醉后，于手术开始前从上肢静脉采集患者血液 900～1000ml 分别存于 A、B、C 抗凝袋中。同时用等量平衡液或胶体液，以采血相适应的速率由下肢静脉输给患者，以维持正常血容量。术中失血较多时，或手术后期将自体血按 C、B、A 顺序回输给患者。

3．术中失血回输 在手术中收集失血回输给患者。

（八）常见输血反应与护理

1．发热反应 是输血中最常见的反应。

（1）原因：①可由致热原引起；②受血者在输血后产生白细胞抗体和血小板抗体所致的免疫反应；③违反无菌操作原则，造成污染。

（2）症状：<u>可在输血中或输血后 1～2h 发生</u>，有畏寒或寒战、发热，体温可达 38～41℃，伴有皮肤潮红、头痛、恶心、呕吐等，症状持续 30min 至数小时不等。

（3）护理措施：①预防。严格管理血库保养液和输血用具，严格执行无菌操作原则。②处理。反应轻者，减慢滴数；严重者停止输血并通知医师。必要时按医嘱给予解热镇痛药和抗过敏药，如异丙嗪或肾上腺皮质激素等。<u>保留余血及输血器，查找原因。</u>

2．过敏反应

（1）原因：患者过敏体质；献血员在献血前用过可致敏的药物或食物，使输入血液中含致敏物质；多次输血体内产生过敏性抗体。

（2）症状：<u>大多数患者发生在输血后期或即将结束时。</u>表现轻重不一，轻者出现皮肤瘙痒，荨麻疹，眼睑、口唇水肿（血管性）；重者呼吸困难、两肺闻及哮鸣音，出现过敏性休克。

（3）护理措施：①预防。<u>勿选用有过敏史的献血员。献血员在采血前 4h 内不吃高蛋白和高脂肪食物，宜进少量清淡饮食或糖水。</u>有过敏史的患者输血前给予抗过敏药。②处理。过敏反应轻者减慢输血速度，继续观察，重者立即停止输血；呼吸困难者给予吸氧，严重喉头水肿者行气管切开术，循环衰竭者应给予抗休克治疗；<u>根据医嘱给予 0.1%肾上腺素 0.5～1ml 皮下注射</u>，或用抗过敏药和激素，如异丙嗪、氢化可的松或地塞米松等；严密观察患者生命体征变化；保留余血及输血器，查找原因。

3. 溶血反应　溶血反应是指输入的红细胞或受血者的红细胞发生异常破坏，而引起的一系列临床症状，<u>为输血中最严重的反应，</u>可分为血管内溶血和血管外溶血。<u>最典型的症状为四肢麻木、腰酸背痛，黄疸和血红蛋白尿。</u>

（1）血管内溶血：①原因为输入异型血；输入变质血；血中加入高渗或低渗溶液或能影响血液 pH 变化的药物，致使红细胞大量破坏所致。②<u>症状。</u>在输血 10～15ml 后症状即可出现，初期患者出现头胀痛、四肢麻木、腰背部剧烈疼痛和胸闷等——红细胞凝集成团阻塞小血管；中间阶段出现黄疸和血红蛋白尿，伴寒战、高热、呼吸急促和血压下降——凝集的红细胞大量溶解，大量血红蛋白散布到血浆中；最后阶段患者急性肾衰竭，出现少尿、无尿，可导致死亡——大量血红蛋白从血浆进入肾小管，形成晶体，肾小管阻塞，肾小管内皮缺血、缺氧而坏死脱落。③护理措施：预防。应认真做好血型鉴定和交叉配血试验；输血前仔细查对；严格执行血液采集保存要求。<u>处理方法。停止输血并通知医师</u>，保留余血，采集患者血标本重做血型鉴定和交叉配血试验；维持静脉输液通畅，供给升压药和其他药物；<u>口服或静脉注射碳酸氢钠碱化尿液，防止血红蛋白结晶阻塞肾小管</u>；双侧腰部封闭，并用热水袋敷双侧肾区，解除肾血管痉挛，保护肾；严密观察生命体征和尿量，并做好记录，对少尿、尿闭者，按急性肾衰竭处理；出现休克症状，配合抗休克治疗。做好心理护理，缓解患者的焦虑及恐惧。

（2）血管外溶血：多由 Rh 系统内的抗体抗-D、抗-C 和抗-E 所造成。Rh 血型不合所致的溶血反应，一般发生在输血后数小时至数天后出现，体征较轻，有轻度发热伴乏力、血胆红素升高。确诊后尽量避免再次输血。

4. 与大量输血有关的反应　大量输血一般指在 24h 内紧急输血量大于或相当于患者总血容量。<u>常见的有循环负荷过重（急性肺水肿）、出血倾向、枸橼酸钠中毒反应、酸中毒、高钾血症、低钙血症等。</u>

（1）出血倾向：原因，<u>反复输血、大量输入库存血（其中血小板基本被破坏，凝血因子不足）</u>；表现：皮肤瘀点、静脉穿刺点大块瘀斑、伤口渗血、牙龈出血；护理包括①预防。间隔输入新鲜血或血小板悬液。②观察意识、血压、脉搏、伤口出血、皮肤瘀斑等情况。

（2）枸橼酸钠中毒：原因，<u>大量输血、肝功能不全，使枸橼酸钠尚未氧化即与血中游离钙结合使血钙下降</u>，致凝血功能障碍、毛细血管张力减低、血管收缩不良和心肌收缩无力；表现为手足抽搐、出血倾向、血压下降、心率缓慢，甚至心搏骤停；护理措施有严密观察患者的反应，<u>输入库存血 1000ml 以上时，须按医嘱静脉注射 10%葡萄糖酸钙或氯化钙 10ml，以补充钙离子。</u>

5. 其他反应　①空气栓塞；②输血传染的疾病，如病毒性肝炎、疟疾、人类免疫缺陷综合征（艾滋病）及梅毒等；③细菌污染反应；血液被细菌污染所致，可发生于采血、储血和输血操作的各个环节。

试题精选

1. 为患者补充热量，输液宜选用
A. 各种代血浆
B. 0.9%氯化钠
C. 5%碳酸氢钠
D. 5%～10%葡萄糖溶液
E. 50%葡萄糖注射液
答案：D

2. 静脉输液时溶液不滴的原因，不包括
A. 压力过高
B. 静脉痉挛
C. 针头阻塞
D. 针头紧贴血管壁
E. 针头滑出血管外
答案：A

3. 输液过程中不慎使大量空气进入静脉，应让患者采取的体位是
A. 右侧卧位和头低足高位
B. 右侧卧位和头高足低位
C. 平卧位和头低足高位
D. 左侧卧位和头高足低位
E. 左侧卧位和头低足高位
答案：E

4. 从静脉注射部位起沿静脉走向出现条索状红线，肿痛等症状时，应采取的措施是
A. 活动肢体并用硫酸镁热湿敷
B. 患肢下垂并用硫酸镁热湿敷
C. 抬高患肢并用硫酸镁热湿敷
D. 抬高感肢用生理盐水热湿敷
E. 患肢下垂用75%乙醇热湿敷
答案：C

5. 输液发生肺水肿，让患者采取端坐位，双腿下垂并用止血带轮流结扎四肢，其主要目的是
A. 减少肺泡内毛细血管漏出液的产生

B. 减少静脉回心血量
C. 改善缺氧症状
D. 使患者舒适
E. 改善末梢血液循环
答案：B

6. 为了给患者补充热能，输液中应选用
A. 各种代血浆
B. 0.9%氯化钠
C. 5%碳酸氢钠
D. 5%～10%葡萄糖溶液
E. 50%葡萄糖注射液
答案：D

7. 1500ml 的液体从早上 8：30 开始滴注，滴数为 75 滴/分，其输完的时间为
A. 12：30
B. 下午 1：00
C. 下午 1：30
D. 下午 2：00
E. 下午 3：00
答案：C

8. 患者，男，20 岁，休克。测中心静脉压 0.196kPa（2cmH$_2$O），血压 80/60mmHg，心率 110 次/分，尿量 10ml/h。为增加胶体渗透压及循环血量可选用的溶液是
A. 低分子右旋糖酐
B. 复方氯化钠溶液
C. 5%葡萄糖盐水
D. 水解蛋白注射液
E. 中分子右旋糖酐
答案：E

9. 患者因严重贫血须输血治疗，不利于防范医疗事故的操作是
A. 对供血者血液按规定进行严格抗原抗体检测

B．输血前查血型并进行交叉配血

C．输血前与患者签订输血协议

D．输血时严格查对制度

E．输血后马上整理用物，输血袋与输血器按医疗垃圾处理

答案：E

10．静脉输液时输入5%碳酸氢钠的目的是

A．扩充血容量

B．供给电解质

C．维持胶体渗透压

D．调节酸碱平衡

E．改善微循环

答案：D

11．下列哪项不是静脉输血的目的

A．降低颅内压，减轻脑水肿

B．补充白蛋白

C．补充凝血因子

D．增加血红蛋白

E．补充血容量

答案：A

12．下列输液患者中，输液速度需适度加快的是

A．婴幼儿

B．补钾患者

C．风湿性心脏病患者

D．急性胃肠炎，严重脱水患者

E．老年性慢性支气管炎患者

答案：D

13．急性肺水肿患者乙醇湿化吸氧的目的是

A．减少呼吸道分泌物

B．促进肺血液循环，减轻肺水肿

C．扩张支气管，改善通气

D．降低肺泡内泡沫的表面张力

E．有利于消除呼吸道内的分泌物

答案：D

14．大量输注库存血后要防止发生

A．碱中毒和低钾血症

B．碱中毒和高钾血症

C．酸中毒和低钾血症

D．酸中毒和高钾血症

E．低钾血症和低钠血症

答案：D

15．当患者输血后出现皮肤瘙痒，荨麻疹，眼睑、口唇水肿时，应考虑是

A．发热反应

B．过敏反应

C．枸橼酸钠毒性反应

D．溶血反应

E．出血倾向

答案：B

16．大量输血后，发生手足搐搦是由于

A．血中血小板破坏

B．血钙降低

C．酸性增高

D．钾离子浓度增高

E．钠离子浓度增高

答案：B

17．溶血反应第二阶段最典型的症状是

A．腰背部剧痛、四肢麻木

B．少尿或无尿

C．寒战、发热

D．黄疸、血红蛋白尿

E．胸闷、呼吸急促

答案：D

（18～20题共用题干）

患者在输血中出现了头晕、头胀痛、四肢麻木、腰背部剧痛、呼吸急促、血压下降、黄疸。

18．该患者可能发生的情况是

A．发热反应

B．过敏反应

C．溶血反应

D．急性肺水肿

E．枸橼酸钠中毒反应

答案：C

19．该情况可使患者尿液中含有

A．红细胞

B．白细胞

C. 血红蛋白
D. 胆红素
E. 血小板
答案：C
20. 护士为该患者用热水袋热敷，放置的部位应该是

A. 足底
B. 腹部
C. 腰部
D. 背部
E. 腋窝
答案：C

第15单元 冷热疗法

一、概述

冷、热疗法是临床上常用的物理治疗方法。

（一）冷、热疗的治疗原理

冷、热疗法是利用低于或高于人体温度的物质作用于人体表面，通过神经传导引起皮肤和内脏器官血管的收缩和扩张，从而改变机体各系统体液循环和新陈代谢，达到治疗目的的方法。

（二）冷、热疗法的效应

1. **生理效应** 冷、热应用使机体产生不同的生理反应，其效应是相对的。

2. **继发效应** 指用冷或用热超过一定时间，产生与生理反应相反的作用，这种现象称为继发效应。如热疗可使血管扩张，但持续用热30～45min后，则血管收缩；同样持续用冷30～60min后，则血管扩张，这是机体避免长时间用冷或用热对组织的损伤而引起的防御反应。因此，冷、热治疗应有适当的时间，以20～30min为宜，如需反复使用，中间必须给予1h的休息时间，让组织有一个复原过程，防止产生继发效应而抵消应有的生理效应。

（三）影响冷、热疗法效果的因素

1. **方式** 冷、热应用方式不同效果也不同。因水是一种良好的导体，其传导能力及渗透力比空气强，因此同样的温度，湿冷、湿热的效果优于干冷、干热。

2. **面积** 冷、热疗法的效果与面积大小有关。冷、热应用面积较大，则冷、热疗法的效果就较强；反之，则较弱。

3. **时间** 冷、热应用的时间对治疗效果有直接影响，在一定时间内其效应是随着时间的增加而增强，以达到最大的治疗效果。如果时间过长，则会产生继发效应抵消治疗效应。甚至还可引起不良反应，如疼痛、皮肤苍白、冻伤、烫伤等。

4. **温度** 首先冷、热疗法的温度与机体体表的温度相差越大，机体对冷、热刺激的反应越强；反之，则越小。其次，环境温度也可影响冷热效应，如环境温度高于或等于身体温度时，传导散热被抑制，而在干燥冷环境中用冷，散热会增加，热效应会增强。

5. **部位** 不同厚度的皮肤对冷、热反应的效果不同，皮肤较厚的区域，如足底、手心，对冷、热的耐受性大，冷、热疗法效果也较差；皮肤薄、不经常暴露、较大血管经过的部位用冷效果好。如颈部、腋下、腹股沟等。

6. **个体差异** 年龄、性别、身体状况、居住习惯、肤色等影响冷、热治疗的效应。婴幼儿由于神经系统发育尚未成熟，对冷、热的适应能力有限；而老年人由于其功能减退，对冷、热刺激反应的敏感性降低，反应比较迟钝。对冷、热刺激女性较男性敏感。

二、热疗法的应用

（一）热疗法的作用

1. 促进浅表炎症的消散和局限 热疗使局部血管扩张，改善血液循环，增强新陈代谢和白细胞的吞噬功能。炎症早期用热可促进炎性渗出物吸收消散；炎症后期用热，可促进白细胞释放蛋白溶解酶、溶解坏死组织，使炎症局限。

2. 减轻深部组织充血 使血管扩张，体表血流增加，相对减轻深部组织充血。

3. 缓解疼痛 降低痛觉神经的兴奋性，又可改善血液循环，加速致痛物质排出和炎性渗出物吸收，解除对神经末梢的刺激和压迫，因而减轻疼痛。减轻炎性水肿，以解除神经末梢的压力；使肌肉、韧带组织松弛，从而缓解疼痛。用于腰肌劳损、肾绞痛、胃肠道痉挛等患者。

4. 保暖、促进血液循环 热疗可使局部血管扩张，促进血液循环，将热带至全身，使体温升高，使患者感到温暖舒适。适用于年老体弱、早产儿、危重、末梢循环不良的患者。

（二）热疗的影响因素

1. 用热方式 湿热疗效比干热强。

2. 用热时间 一般为10～30min，时间过长可引起继发效应。

3. 用热温度 干热50～70℃，湿热40～60℃，应以患者的耐受性而定；环境温度也影响用热温度和效果。

4. 热效应 热效应与用热面积成正比。

5. 个体差异 患者对温度的敏感性不同，昏迷、瘫痪、循环不良的患者、局部感觉障碍、老年人，对热的敏感性差，应防止烫伤。

（三）热疗的禁忌证

1. 未明确诊断的急性腹痛热疗虽能减轻疼痛，但易掩盖病情真相。如急腹症未明确诊断前，防止掩盖病情和炎症扩散。

2. 面部危险三角区感染时，此处血管丰富，静脉无静脉瓣，且与颅内海绵窦相通，热疗可造成颅内感染和败血症。

3. 各种脏器内出血，热疗可使局部血管扩张，增加脏器的血流量和血管通透性，加重出血。

4. 软组织损伤或扭伤早期（48h内），用热后加重皮下出血、肿胀和疼痛。

5. 其他

（1）心、肝、肾功能不全者：大面积热疗使皮肤血管扩张，减少对内脏器官的血液供应，加重病情。

（2）皮肤湿疹：热疗可加重皮肤受损，热疗也使患者增加痒感而不适。

（3）急性炎症，如牙龈炎、中耳炎、结膜炎：热疗可使局部温度升高，有利于细菌繁殖及分泌物增多，加重病情。

（4）孕妇：热疗可影响胎儿的生长。

（5）金属移植物部位：金属是热的良好导体，用热易造成烫伤。

（6）恶性病变部位：热疗可使正常与异常细胞加速新陈代谢而加重病情，且又促进血液循环而使肿瘤扩散、转移。

（7）麻痹、感觉异常者慎用。

（四）热疗的方法

1．干热法

（1）热水袋：①用于保暖、解痉和镇痛的最简单的方法。②正常成年人水温 60～70℃，用热时间 30min。③注意事项：婴幼儿、老年人、麻醉未清醒、末梢循环不良、昏迷、感觉障碍等的患者，水温应调节在 50℃以内，以免烫伤。注意热水袋应放置在所需部位，袋口朝身体外侧。若皮肤潮红、疼痛，停止使用，并在局部涂凡士林以保护皮肤，严格执行交接班制度。

（2）红外线灯：①用于消炎、镇痛、促进创面干燥结痂和肉芽组织生长；②方法为灯距 30～50cm，温热为宜（用手试温）；③若意识不清及有局部感觉障碍、血液循环障碍、瘢痕者，治疗时应加大灯距，防止烫伤；前胸、面颈照射，应戴有色眼镜或用纱布遮盖，保护眼睛。治疗时间为 20～30min。应观察有无过热、心慌、头晕及皮肤反应，皮肤出现红斑为剂量合适。照射后应休息 15min 后再离开，以防感冒。

2．湿热法

（1）湿热敷：用于消炎、消肿，解痉和镇痛。水温为 50～60℃；为保护皮肤，应在局部及周边涂凡士林，盖上单层纱布；用敷料钳拧干敷料，敷料每 3～5 分钟更换 1 次，热敷时间为 15～20min；观察皮肤颜色，防止烫伤；有伤口者，按无菌操作进行；面部热敷后 15min 方能外出。

（2）热水坐浴：可减轻盆腔、直肠的充血，达到消炎、消肿、镇痛和局部清洁、舒适的作用。用于会阴、肛门疾病和手术前后。热水坐浴前先排尿、排便，因热水可刺激肛门、会阴部易引起排尿、排便反射。水温为 40～45℃，坐浴时间一般为 15～20min。注意事项：观察患者面色、脉搏、呼吸，倾听患者主述，有异常应停止坐浴，扶患者上床休息。坐浴部位若有伤口，坐浴盆、溶液及用物必须无菌；坐浴后应用无菌技术处理伤口。女性患者月经期、妊娠后期、产后 2 周内、阴道出血和盆腔急性炎症者均不宜坐浴，以免引起感染。

（3）局部浸泡：用于消炎、镇痛、清洁和消毒伤口。水温为 40～45℃，浸泡时间为 15～20min。浸泡过程中，注意观察患者局部情况，有伤口的患者，需用无菌盆及浸泡液，浸泡后按换药法处理伤口。

三、冷疗法的应用

（一）冷疗法的作用

1．控制炎症扩散　冷疗可使局部血管收缩，血流减少，细胞的新陈代谢和细菌的活力降低，从而限制炎症的扩散。因而适用于炎症早期。

2．减轻局部充血和出血　冷疗可使局部血管收缩，毛细血管通透性降低，减轻局部充血；同时冷疗还可使血流减慢，血液的黏稠度增加，有利于血液凝固而控制出血。常用于鼻出血、软组织损伤的早期和扁桃体摘除术后。

3．减轻疼痛、肿胀　冷疗可抑制细胞的活动，减慢神经冲动的传导。冷使神经末梢敏感性降低，常用于牙痛和烫伤。

4．降温　冷疗直接和皮肤接触，通过传导、蒸发等作用降低体温。常用于高热和中暑患者。对脑外伤、脑缺氧患者，还可降低脑细胞的代谢和需氧量，促进恢复和预防脑水肿。

（二）冷疗的影响因素

1．方式 湿冷效果比干冷好。

2．部位 皮肤薄、不经常暴露、较大血管经过的部位用冷效果好。如颈部、腋下、腹股沟等。

3．面积 冷效应和用冷面积成正比。

4．时间 一般为15～30min，时间过长会引起继发效应。

（三）冷疗的禁忌证

1．血液循环障碍 见于大面积受损、全身微循环障碍、休克、周围血管病变、动脉硬化、糖尿病、神经病变、水肿等患者。因循环不良，组织营养不足时，若使用冷疗，会进一步使血管收缩，加重血液循环障碍，导致局部组织缺血缺氧而变性坏死。

2．慢性炎症或深部化脓病灶 因冷疗使局部血流减少，妨碍炎症的吸收。

3．组织损伤、破裂 因冷疗可降低血液循环，增加组织损伤，且影响伤口愈合，尤其大范围组织损伤，应绝对禁止。

4．冷过敏患者 使用冷疗可出现红斑、荨麻疹、关节疼痛、肌肉痉挛等过敏症状。

5．禁冷部位 ①枕后、耳郭、阴囊处，防止冻伤；②心前区，防止引起反射性心率减慢；③腹部，防止腹泻；④足底，防止引起一过性冠状动脉收缩。

6．慎用情况 昏迷、感觉异常、年老体弱者慎用。

（四）冷疗的方法

1．局部用冷疗

（1）冰袋或冰囊：达到降温、止血、镇痛、消炎的目的。用于降温，减少出血及减轻局部疼痛。方法是将小冰块装冰袋1/2～2/3满，排气并夹紧袋口，检查无破损、漏水后将冰袋装入布套，放置所需处。高热降温时，置于前额、头顶部、体表大血管处，如腋下、腹股沟；扁桃体摘除术后为预防出血，可置于颈前颌下；冰袋使用后30min测体温并记录，体温降至39℃以下可取下冰袋。注意观察用冷部位局部情况，皮肤色泽，防止冻伤。倾听患者主诉，有异常立即停止使用冷疗。

（2）冰帽和冰槽：用于头部降温，防止脑水肿，降低脑细胞代谢减少需氧量，提高脑细胞对缺氧的耐受性。方法是将头部置冰帽中，后颈部、双耳垫海绵；排水管放水桶内。若冰槽降温，双耳塞不脱脂棉球，防止冰水流入耳内；双眼覆盖凡士林纱布，保护角膜。观察冰帽有无破损、漏水，冰帽或冰槽内的冰块融化后，应及时更换或添加；监测肛温，维持肛温在33℃左右，不低于30℃，以防心室颤动等并发症出现。

（3）冷湿敷法：达到降温、止血、消炎、镇痛的目的。方法是受敷部位涂凡士林，上盖一层纱布，受敷部位下垫橡胶单和治疗单；敷布浸入冰水中，长钳夹起拧至半干（不滴水为度）敷于患处；每3～5分钟更换一次敷布，持续15～20min。应观察局部皮肤情况及患者反应。冷敷部位为开放性伤口，须按无菌技术处理伤口。

2．全身用冷疗

（1）乙醇擦浴：达到以全身用冷为高热患者降温的目的。乙醇是一种挥发性的液体，擦浴时在皮肤上迅速蒸发、吸收和带走机体大量的热，而且乙醇又具有刺激皮肤血管扩张的作用，因而散热能力较强。常用浓度为25%～35%，用量200～300ml，温度32～34℃。方法为擦浴时冰袋置头部，减轻头部充血引起的头痛，并有助于降温；热水袋置足底促进足底血管扩张，利于散热；以离心方向擦浴，擦浴顺序是两上肢、背腰部、两下肢；擦腋窝、肘窝、手心、腹股沟、腘窝处稍用力并延长停留时间，以促进散热；胸前区、腹部、后颈、足底为擦浴的禁忌部位；擦浴毕，取下热水袋；擦浴后 30min 测量体温，若低于 39℃，取下头部冰袋。时间为每侧（四肢、背腰部）3min，全过程 20min 以内。应观察有无出现寒战，面色苍白，脉搏、呼吸异常。若有异常，停止擦浴，及时处理。新生儿、血液病患者禁忌。

（2）温水擦浴：主要通过传导散热，水温控制在 27～37℃。

试题精选

1．禁用热水坐浴的患者是
A．压疮手术后
B．肛门部充血、炎症
C．血栓性外痔
D．会阴疾病
E．妊娠后期
答案：E

2．冷疗时减轻疼痛的机制错误的是
A．冷疗可抑制细胞活动
B．使神经末梢的敏感性降低
C．减轻对神经末梢的压迫
D．降低痛觉神经的兴奋性
E．使毛细血管通透性降低，减轻肿胀
答案：B

3．关于冷疗法的应用不正确的是
A．减轻牙痛
B．减轻深部组织充血
C．高热患者降温
D．控制炎症扩散
E．减少脑细胞耗氧量
答案：E

4．血液病伴高热时，错误的护理措施是
A．冰盐水擦浴
B．多饮水
C．输液
D．头部置冰袋
E．乙醇擦浴
答案：A

5．不宜用冷疗的患者是

A．早期局部软组织损伤的患者
B．牙痛的患者
C．高热患者
D．慢性炎症患者
E．中暑患者
答案：D

6．患者高热时采取的最有效降温方式是
A．冰槽头部冷敷
B．冰袋头部冷敷
C．30%乙醇擦浴
D．20℃温水擦浴
E．冰囊冷敷大动脉处
答案：C

7．乙醇擦浴的浓度应为
A．10%～20%
B．25%～35%
C．40%～60%
D．60%～70%
E．90%～95%
答案：B

8．患者，肺炎球菌性肺炎，口温40℃，脉搏120 次/分，口唇干燥，下列护理措施哪项不妥
A．卧床休息
B．测体温每 4 小时 1 次
C．鼓励饮水
D．冰袋放入头顶，足底处
E．每日口腔护理 2～3 次
答案：D

9. 下列患者使用热水袋时, 水温可以为 60～70℃ 的是

A. 昏迷患者

B. 瘫痪患者

C. 婴幼儿患者

D. 腹泻患者

E. 老年患者

答案：D

10. 不能用热敷的患者是

A. 下肢疖肿

B. 肠胀气

C. 末梢循环不良

D. 距小腿关节扭伤早期

E. 肺炎

答案：D

（11～13 题共用题干）

　　婴儿室有一早产儿, 体温不升, 需用热水袋保暖

11. 灌热水袋时, 下列哪项操作方法不正确

A. 调节水温为 60～70℃

B. 将热水灌入袋中 1/2～2/3 满

C. 放平热水袋排尽空气

D. 拧紧塞子, 擦干

E. 倒提热水袋轻挤, 检查是否漏水

答案：A

12. 使用热水袋过程中, 下列哪项护理措施不正确

A. 直接将热水袋置于所需处

B. 及时更换热水

C. 观察皮肤变化

D. 严格执行交接班制度

E. 记录热疗部位、时间、效果、反应

答案：A

13. 使用热水袋过程中发现皮肤潮红应

A. 将水温调低

B. 改用热湿敷

C. 立即停用, 局部涂凡士林

D. 立即停用, 局部涂甲紫

E. 立即停用, 局部涂乙醇

答案：C

第16单元 病情观察

一、概述

1. **病情观察的意义** 病情观察是指医务人员在工作中运用视觉、听觉、嗅觉、触觉等感觉器官及辅助工具来获得患者信息的过程。医务人员对患者的病情观察是一种有意识的、审慎的、连续化的过程。在临床工作中对患者病情观察的主要意义：为疾病的诊断、治疗和护理提供科学依据；有助于判断疾病的发展趋向和转归，在患者的诊疗和护理过程中做到心中有数；可以及时了解治疗效果和用药反应；有助于及时发现危重症患者病情变化的征象等，以便采取有效措施及时处理，防止病情恶化，挽救患者生命。

2. **护理人员应具备的条件** 在病情观察中要求医务人员做到：既有重点，又要全面；既要细致，又要准确及时；要求护理人员具有去伪存真、详加分析、反复印证的能力，排除干扰，获取正确结果；同时认真记录观察的内容。因此，护理人员必须具备广博的医学知识，严谨的工作作风，一丝不苟、高度的责任心及训练有素的观察能力，做到"五勤"，即勤巡视、勤观察、勤询问、勤思考、勤记录。通过有目的、有计划、认真仔细的观察，及时、准确地掌握和预见病情变化，为危重患者的抢救赢得时间。

3. **病情观察的方法**

（1）直接观察法：护理人员运用各种感觉器官，全面准确收集患者资料。包括视诊、听诊、触诊、叩诊、嗅诊。视诊是最基本的检查方法。

（2）间接观察法：通过与医师、患者家属及其亲友的交流、床边和书面交接班、阅读病历、检验报告、会诊报告及其他相关资料，获取有关病情的信息。

二、病情观察的内容

（一）一般情况的观察

1. **表情与面容** 健康人表情自然，神态安怡。疾病可使人的表情与面容出现痛苦、忧虑、疲惫等变化。疾病发展到一定程度，可出现特征性的面容与表情。如急性病容表现为面色潮红、鼻翼扇动、口唇疱疹、表情痛苦，见于肺炎球菌性肺炎、疟疾等急性热病。慢性病容表现为面容憔悴、面色灰暗或苍白、目光暗淡，见于恶性肿瘤、结核等慢性消耗性疾病。病危面容表现为面肌消瘦、面色苍白或铅灰、表情淡漠、双目无神、眼眶凹陷、鼻骨崎嶙，见于大出血、严重休克、脱水、急性腹膜炎等患者。

2. **皮肤与黏膜** 皮肤、黏膜异常是全身性疾病的一种表现。应注意观察其颜色、温度、湿度、弹性及有无出血、水肿、皮疹、皮下结节、囊肿等情况，如贫血患者，其口唇、结膜、指甲苍白；肺源性心脏病、心力衰竭等缺氧患者，其口唇、面颊、鼻尖等部位发绀；热性病皮肤发红；休克患者皮肤湿冷；严重脱水、甲状腺功能减退者，皮肤弹性差；心源性水肿，多表现为下肢水肿；肾性水肿，多于晨起眼睑、颜面水肿。

3．姿势与体位　健康成人躯干端正，肢体动作灵活自如。患病时可以出现特殊的姿势，如腹痛时患者常捧腹而行，腰部扭伤身体的活动度受限，患者保持特定的姿势。

观察有无肌肉萎缩、肌腱及韧带退化、关节强直。

4．饮食与营养　应注意观察患者的食欲、食量、进食后反应、饮食习惯，有无特殊嗜好或偏食等情况。观察食欲是否降低，进食、进水量能否满足机体需要。

5．呕吐物与排泄物　注意呕吐物的颜色、性状、量和次数。若混有滞留在胃内时间较长的血液时呈咖啡色；滞留时间短、出血量较多时呈鲜红色。一般呕吐物呈酸性，滞留胃内时间较久时出现便秘。

（二）生命体征的观察

生命体征是体温、脉搏、呼吸和血压的总称。生命体征是机体内在活动的一种客观反映，是衡量机体身心状况的可靠指标。正常人的生命体征相对稳定，当机体患病时，生命体征发生不同程度的变化。

1．体温的变化

（1）正常体温：口温为 37.0℃（范围 36.3～37.2℃），肛温为 37.5℃（范围 36.5～37.7℃，比口温高 0.3～0.5℃），腋温为 36.5℃（范围 36.0～37.0℃，比口温低 0.3～0.5℃）。

（2）异常体温：体温超过正常范围称体温过高，又称发热。体温在 35.0℃ 以下称为体温过低。常见于早产儿、休克及全身衰竭的危重患者。

2．脉搏的变化

（1）正常脉搏：指安静状态下脉率为 60～100 次/分；搏动均匀规则，间隔时间相等，每搏强弱相同，动脉管壁光滑、柔软、富有弹性。

（2）异常脉搏：应观察脉搏的频率、节律和强弱，脉搏＜60 次/分或＞100 次/分，出现间歇脉、脉搏短绌、强弱异常均说明病情有变化。

3．呼吸的变化

（1）正常呼吸：指安静状态下呼吸频率为 16～20 次/分，节律规则，呼吸运动均匀无声且不费力，呼吸与脉搏的比例为 1∶4。男性及儿童以腹式呼吸为主，女性以胸式呼吸为主。应观察呼吸的频率、深浅、节律和呼吸的声音。

（2）异常呼吸：呼吸频率＞24 次/分或＜10 次/分，出现深度呼吸、潮式呼吸、间断呼吸等均说明呼吸异常，病情有变化。成年人呼吸＜10 次/分，常见于呼吸中枢受抑制的疾病，如颅内压增高、巴比妥类药物中毒的患者。库斯莫呼吸、深大呼吸、深长呼吸，是一种深长而规则的呼吸。常见于尿毒症、糖尿病等引起的代谢性酸中毒的患者。

4．血压的变化

（1）正常血压：收缩压为 12～18.5kPa（90～139mmHg），舒张压 8～11.9kPa（60～89mmHg），脉压 4～5.3kPa（30～40mmHg）。

（2）18 岁以上成年人收缩压≥18.7kPa（140mmHg）和（或）舒张压≥12kPa（90mmHg）称高血压。血压低于 12/8kPa（90/60mmHg）称为低血压。常见于大量失血、休克、急性心力衰竭等。

（三）意识状态的观察

意识是大脑高级神经中枢功能活动的综合表现，即对环境的知觉状态。正常人意识清晰，反应敏捷、准确，语言流畅、准确，思维合理，情感活动正常，对时间、地点、人物的判断力和定向力正常。意识障碍指个体对外界环境刺激缺乏正常反应的一种精神状态。任何原因引起大脑高级神经中枢功能损害时，都可出现意识障碍。表现为对自身及外界环境的认识及记忆、思维、定向力、知觉、情感等精神活动的不同程度的异常改变。意识障碍一般可分为以下几种类型。

1. 嗜睡　是最轻度的意识障碍。患者处于持续睡眠状态，但能被言语或轻度刺激唤醒，醒后能正确、简单而缓慢地回答问题，但反应迟钝，刺激去除后又很快入睡。

2. 意识模糊　其程度较嗜睡深，表现为思维和语言不连贯，对时间、地点、人物的定向力完全或部分发生障碍，可有错觉、幻觉、躁动不安、谵语或精神错乱。

3. 昏睡　患者处于熟睡状态，不易唤醒。压迫眶上神经、摇动身体等强刺激可被唤醒，醒后答话含糊或答非所问，停止刺激后即又进入熟睡状态。

4. 昏迷　是最严重的意识障碍。按其程度可分为：①浅昏迷，意识大部分丧失，无自主运动，对声、光刺激无反应，对疼痛刺激（如压迫眶上缘）可有痛苦表情及躲避反应。瞳孔对光反射、角膜反射、眼球运动、吞咽反射、咳嗽反射等可存在。呼吸、心率、血压无明显改变，可有大、小便失禁或潴留。②深昏迷，意识完全丧失，对各种刺激均无反应。全身肌肉松弛，肢体呈弛缓状态，深浅反射均消失，偶有深反射亢进及病理反射出现。机体仅能维持循环与呼吸的最基本功能，呼吸不规则，血压可下降，大、小便失禁或潴留。

5. 谵妄　以兴奋性增高为主的高级神经中枢急性失调状态。

（四）瞳孔的观察

1. 正常瞳孔　正常人瞳孔呈圆形，边缘整齐，两侧对等，在自然光线下直径为 2.5～5mm。正常人对光线反应灵敏，当光线照射瞳孔时，瞳孔立即缩小；移去光线或闭合眼睑后瞳孔迅速复原。

2. 异常瞳孔　双侧瞳孔缩小常见于有机磷农药、氯丙嗪、吗啡等药物中毒；单侧瞳孔缩小常提示同侧小脑幕裂孔疝早期。瞳孔直径<2mm，称瞳孔缩小，瞳孔直径>5mm 称为瞳孔散大。双侧瞳孔散大，常见于颅内压增高、颅脑损伤、颠茄类药物中毒及濒死状态；一侧瞳孔扩大、固定常提示同侧颅内病变（如颅内血肿、脑肿瘤等）所致的小脑幕裂孔疝的发生。瞳孔对光反应消失常见于深昏迷或危重患者。

（五）心理状态的观察

心理状态的观察应从患者对健康的理解、对疾病的认识、人际关系、平时角色及处理问题的能力、对疾病和住院的反应、价值观、信念等方面来观察其语言和非语言行为、思维能力、认知能力、情绪状态、感知情况等是否正常，有无记忆力减退，思维混乱，反应迟钝，语言、行为怪异等情况及有无焦虑、恐惧、绝望、忧郁等情绪反应。

（六）自理能力的观察

观察患者的活动能力及活动耐力，如能否自己完成进食、如厕、穿衣与修饰、清洁卫生等活动及需要帮助的程度。

试题精选

1. 中毒后可引起双侧瞳孔扩大的药物是　　　　A. 乐果

B. 颠茄酊

C. 氯丙嗪

D. 吗啡

E. 苯巴比妥

答案：B

2. 患者，30 岁，因脑震荡急诊入院，患者呈睡眠状态已 6d，可以唤醒但随后入睡，问患者问题可以回答，但反应迟钝，该患者的意识状态为

A. 浅昏迷

B. 昏厥

C. 嗜睡

D. 意识模糊

E. 谵妄

答案：C

3. 护理休克患者时应特别注意观察的是

A. 脉率

B. 呼吸

C. 血压

D. 体温

E. 瞳孔

答案：C

4. 不属于升压药物的是

A. 间羟胺

B. 肾上腺素

C. 多巴胺

D. 阿托品

E. 去甲肾上腺素

答案：D

5. 不属于血管扩张药的是

A. 硝普钠

B. 利多卡因

C. 硝酸甘油

D. 甲磺酸酚妥拉明

E. 氨茶碱

答案：B

6. 可出现脉压增大的疾病是

A. 甲状腺功能亢进

B. 心包积液

C. 主动脉瓣狭窄

D. 心力衰竭

E. 低血压

答案：A

7. 患者，女，67 岁，患慢性充血性心力衰竭，在治疗期间出现恶心、头痛、头晕、黄视，检查心率46 次/分，二联律，应考虑

A. 硝普钠中毒

B. 氨茶碱中毒

C. 多巴酚丁中毒

D. 洋地黄中毒

E. 酚妥拉明中毒

答案：D

8. 患者，男，30 岁，平素体健。淋雨后发热，体温39℃，头痛，全身肌肉酸痛、咳嗽 2d，咳铁锈色痰。其发热类型为

A. 稽留热

B. 弛张热

C. 不规则热

D. 间歇热

E. 回归热

答案：A

第 17 单元　危重患者的抢救和护理

一、常用抢救技术

（一）心肺复苏技术

1．概念　指心搏和（或）呼吸骤停者在开放呼吸道下行人工呼吸和胸外心脏按压，将带有新鲜空气的血液运送到全身各部，尽快恢复自主呼吸和循环功能。其主要目标是对心、脑及全身重要器官供氧，延长机体耐受临床死亡的时间。包括人工循环（circulation，C）、开放气道（airway，A）、人工呼吸（breathing，B）3 个步骤。心肺复苏是最主要的急救技术之一，可挽救众多心搏骤停患者的生命。

2．心搏骤停的原因　许多原因可引起心搏骤停，常见原因分为两类。

（1）心源性心搏骤停：由心脏本身的病变所致，如心肌梗死、病毒性心肌炎、传导阻滞等。

（2）非心源性心搏骤停：由其他疾病或因素影响心脏所致。包括：①突然的意外事故，如电击、溺水、自溢、严重创伤；②药物中毒或过敏，如锑剂、洋地黄类、青霉素；③严重的电解质紊乱与酸碱平衡失调，如高钾血症、低钾血症、酸中毒；④手术和麻醉意外，如心脏直视手术、心导管检查、麻醉药过量；⑤神经系统病变，如脑血管意外、脑炎。

3．心搏骤停的临床诊断

（1）主要征象：①突然意识丧失。轻摇、轻拍、呼喊患者无反应。②心音消失、大动脉搏动消失。选用颈动脉和股动脉。颈动脉于喉结旁开 1～2cm 处；股动脉位于股三角区，可在髂前上棘和耻骨结节连线的中点触摸有无搏动。因颈动脉浅表且颈部暴露，易于迅速判断。符合上述标准即可做出心搏骤停的诊断，应立即进行心肺复苏。

（2）其他症状：①呼吸停止或仅有喘息。抢救者头侧向患者胸部。眼观察患者胸部有无起伏，耳贴近患者口鼻部，听有无气流声，面部感觉有无呼吸道气体流出，以此做出判断。②瞳孔散大。须注意循环完全停止后超过 1min 才会出现瞳孔散大，且有些患者可始终无瞳孔散大现象，同时药物对瞳孔的改变也有一定影响。③皮肤苍白或发绀。一般以口唇和指（趾）甲等末梢处最明显。④心尖冲动及心音消失，听诊无心音。心电图表现为心室颤动或心室停顿，偶尔呈缓慢而无效的心室自主节律（心电-机械分离）。⑤伤口不出血。

4．心肺复苏（CPR）步骤　CAB 三个步骤：人工循环、开放气道、人工呼吸。

（1）人工循环（circulation，C）：用人工的方法促进血液在血管内流动，使氧气运送到全身各脏器。其主要方法是胸外心脏按压术。操作要点如下。①按压部位：胸骨下半部。②按压手法：抢救者站或跪于患者侧面，左手掌根部置于按压部位，右手掌压在左手背上，双肘关节伸直，垂直向下用力按压。③按压深度：胸骨下陷 5～6cm。④按压频率：100～120 次/分。⑤连续按压 30 次。⑥胸外心脏按压与人工呼吸比例：无论单人操作还是双人操作均是 30∶2，即胸外按压 30 次，人工呼吸 2 次。

（2）开放气道（airway，A）：患者仰卧，头偏向一侧；清除口鼻分泌物、呕吐物、异物；

松开领扣、领带、腰带等；打开呼吸道是解除呼吸道阻塞的重要技术。

（3）人工呼吸（breathing， B）：恢复患者自主呼吸的方法有以下两种。

1）口对口人工呼吸：现场人工呼吸的首选方法。①方法：抢救者用保持患者头后仰手的拇、示指捏住患者鼻孔，吸一口气，屏气，双唇包住患者口部（不留空隙），用力吹气，吹气毕，松开口鼻，排出呼吸道内气体。②有效指标：患者胸部起伏，且呼气时听到或感到有气体逸出。③注意事项：首次吹气以连吹两口为宜；防止吹气时气体从口鼻逸出；每次吹气量约为 400～600ml。

2）口对鼻人工呼吸：用于婴幼儿、口腔严重损伤或牙关紧闭者。

5．有效指标　①大动脉可扪及搏动，收缩压在 8.0kPa（60mmHg）以上；②皮肤、黏膜色泽转为红润；③散大的瞳孔缩小；④自主呼吸恢复；⑤昏迷变浅，神经反射出现。

6．注意事项　①部位准确，手法准确，压力适当。②操作中需换人时，应在心脏按压、吹气间隙进行。③5 个循环后再次判断脉搏、呼吸、触摸颈动脉搏动。④判断呼吸的方法：耳听、面感、眼看。判断时间小于 6～10s。

（二）氧气吸入法

氧气疗法是指通过给氧，提高动脉血氧分压（PaO_2）和动脉血氧饱和度（SaO_2），增加动脉血氧含量（CaO_2），纠正各种原因造成的缺氧状态，促进组织的新陈代谢，维持机体生命活动的一种治疗方法。吸氧法是常用的急救措施之一。

1．缺氧的分类

（1）低张性缺氧：主要特点为动脉血血氧分压（PaO_2）降低，使动脉血氧含量减少，组织供氧不足。常见于高山病、慢性阻塞性肺部疾病、先天性心脏病等。

（2）血液性缺氧：由于血红蛋白数量减少或性质改变，造成血氧含量降低或血红蛋白结合的氧不易释放所致。常见于贫血、一氧化碳中毒、高铁血红蛋白症等。

（3）循环性缺氧：由于组织血流量减少使组织供氧量减少所致。常见于休克、心力衰竭、栓塞等。

（4）组织性缺氧：由于组织细胞利用氧异常所致。常见于氰化物中毒、大量放射线照射等。

以上 4 类缺氧中，低张性缺氧（除静脉血分流入动脉外），由于患者 PaO_2 和动脉血氧饱和度（SaO_2）明显低于正常，吸氧能提高 PaO_2、SaO_2、CaO_2，使组织供氧增加，因而低张性缺氧疗效最好。氧疗对于心功能不全、心排血量严重下降、大量失血、严重贫血及一氧化碳中毒也有一定的治疗作用。

2．氧疗指征和缺氧程度的判断

（1）吸氧适应证：包括①肺活量减少；②心肺功能不全；③各种中毒引起的呼吸困难；④昏迷患者；⑤其他：某些外科手术前后、大出血休克的患者及分娩时产程过长或胎心音不良等。

（2）缺氧程度的判断：根据缺氧的临床表现和血气分析检查来判断缺氧的程度。PaO_2 是反映缺氧的敏感指标，是决定是否给氧的重要依据。PaO_2 正常值为 10.6～13.3kPa。当 PaO_2 低于 6.6kPa（中度和重度缺氧）时应给予吸氧。缺氧程度的判断见表 17-1。

表 17-1　缺氧程度的判断

缺氧程度	PaO$_2$（kPa）	PaCO$_2$（kPa）	临床表现	氧　疗
轻度	6.6～9.3	>6.6	轻度发绀	不需氧疗
中度	4.6～6.6	>9.3	明显发绀、呼吸困难，神志正常或烦躁不安	需氧疗
重度	≤4.6	<12.0	显著发绀、呼吸极度困难、三凹征，深昏迷或浅昏迷	氧疗的绝对适应证

3．氧疗方法　分鼻导管给氧法、鼻塞法、面罩法、氧气头罩、氧气枕法、漏斗法。

（1）鼻导管给氧法：有单侧鼻导管给氧法和双侧鼻导管给氧法两种。

1）单侧鼻导管给氧法：是将一根细氧气鼻导管插入一侧鼻孔，经鼻腔到达鼻咽部，末端连接氧气的供氧方法。鼻导管插入长度为鼻尖至耳垂的 2/3。此法患者不易耐受。

2）双侧鼻导管给氧法：是将双侧鼻导管插入鼻孔内约 1cm，导管环固定稳妥即可。此法比较简单，患者感觉比较舒适，容易接受，因而是目前临床上常用的给氧方法之一。

（2）鼻塞法：鼻塞是一种用塑料制成的球状物，将鼻塞塞入一侧鼻孔鼻前庭内给氧。此法刺激性小，患者较为舒适，且两侧鼻孔可交替使用。

（3）面罩法：将面罩置于患者的口鼻部供氧，氧气自下端输入，呼出的气体从面罩两侧孔排出。由于口、鼻部都能吸入氧气，效果较好。给氧时必须有足够的氧流量，一般需 6～8L/min。可用于病情较重，氧分压明显下降者。

（4）氧气头罩：将患者头部置于头罩里，罩面上有多个孔，可以保持罩内一定的氧浓度、温度和湿度。头罩与颈部之间要保持适当的空隙，防止二氧化碳潴留及重复吸入。此法主要用于小儿。

（5）氧气枕法：氧气枕是一长方形橡胶枕，枕的一角有一橡胶管，上有调节器可调节氧流量，氧气枕充入氧气，接上湿化瓶即可使用。此法可用于家庭氧疗、危重患者的抢救或转运途中，以枕代替氧气装置。

（6）漏斗法：多用于婴幼儿或气管切开术后者。

4．氧气吸入的浓度及公式换算法

（1）氧气吸入的浓度：氧气吸入的浓度一般认为在常压下吸入 40%～60% 的氧是安全的，低于 25% 的氧浓度无治疗价值，高于 60% 的氧浓度，吸入持续时间超过 24h，就有发生氧中毒的可能。缺氧和二氧化碳潴留同时并存者，应以低流量、低浓度持续给氧为宜。

（2）氧浓度与流量的换算法：吸氧浓度（%）＝21+4×氧流量（L/min）。

5．用氧注意事项

（1）用氧前，检查氧气装置有无漏气，是否通畅。

（2）注意用氧安全，切实做好"四防"，即防震、防火、防热、防油。氧气瓶搬运时要避免倾倒撞击。氧气筒应放阴凉处，周围严禁烟火及易燃品，至少距明火 5m，距暖气 1m，以防引起燃烧。氧气表及螺旋口勿上油。

（3）使用氧气时，应先调节流量后应用。停用氧气时，应先拔出导管，再关闭氧气开关。中途改变流量，先将氧气和鼻导管分离，调好流量再接上。以免开错开关，大量气体冲入呼吸道而损伤肺组织。

（4）常用湿化液有冷开水、蒸馏水。急性肺水肿用 20%～30%乙醇。氧气湿化瓶的盛水量应为 1/3～1/2 满。

（5）氧气筒内氧气勿用尽，压力表降至 0.5MPa（5kg/cm²）即不可再用，以免灰尘进入筒内，再充气时引起爆炸。

（6）对未用完或已用尽的氧气筒，应分别悬挂"满"或"空"的标志。

（7）鼻导管给氧应每日更换 2 次以上，鼻塞给氧每日更换，面罩给氧 4～8h 更换。

6．氧疗的不良反应 当氧浓度高于 60%、持续时间超过 24h，可能出现氧疗不良反应。常见的不良反应如下。

（1）氧中毒：肺实质改变。表现为胸骨下不适、疼痛、灼热感，继而出现呼吸增快、恶心、呕吐、烦躁、断续的干咳。预防应避免长时间、高浓度氧疗及经常做血气分析，动态观察氧疗的治疗效果。

（2）肺不张：表现为烦躁，呼吸、心率增快，血压上升，继而出现呼吸困难、发绀、昏迷。预防应鼓励患者做深呼吸，多咳嗽和经常改变卧位、姿势，防止分泌物阻塞呼吸道。

（3）呼吸道分泌物干燥：应加强湿化和雾化吸入。

（4）晶状体后纤维组织增生：仅见于新生儿，以早产儿多见。由于视网膜血管收缩、视网膜纤维化，最后出现不可逆转的失明，因此应控制氧浓度和吸氧时间。

（5）呼吸抑制：见于 II 型呼吸衰竭者（PaO_2 降低、$PaCO_2$ 增高），由于影响到外周化学感受器的调节机制。因此对 II 型呼吸衰竭患者应给予低浓度、低流量（1～2L/min）吸氧，维持 PaO_2 在 8kPa 即可。

（三）吸痰法

1．概念 吸痰法是指经口、鼻腔、人工气道将呼吸道的分泌物吸出，以保持呼吸道通畅，预防吸入性肺炎、肺不张、窒息等并发症的一种方法。临床上主要用于年老体弱、危重、昏迷、麻醉未清醒前等各种原因引起的不能有效咳嗽、排痰者。

2．吸痰装置 有中心吸引器、电动吸引器两种，它们利用负压吸引原理，连接导管吸出痰液。

3．电动吸引器吸痰法 利用负压原理，将痰吸出。

（1）备齐用物，携至床边，并解释。

（2）检查吸引器性能，正确连接，调节负压 40.0～53.3kPa，小儿＜40 kPa，用生理盐水试吸，检查导管是否通畅。

（3）患者头转向操作者一侧，昏迷者可用开口器或压舌板帮助张口。

（4）护士一手将导管末端（连接玻璃接管处）折叠，以免负压吸附黏膜，引起损伤，另一手用无菌钳持吸痰导管头端插入患者口腔咽部。先吸净口腔分泌物，再吸净气管内分泌物。吸痰时动作轻、稳，左右旋转，向上提拉。每次吸痰时间不超过 15s，以免缺氧。导管退出后，应用生理盐水抽吸冲洗，防止导管被痰液堵塞。连续吸痰操作时，两次间隔的时间是 3～5min。患者痰液黏稠，可叩击背、超声雾化吸入、缓慢滴入生理盐水或化痰药物，使痰液稀释，便于吸出，不可增大负压吸引力。更换吸痰部位时，应更换吸痰管。

（5）口腔吸痰有困难，可由鼻腔吸引；气管内插管或气管切开者，可按无菌操作由气管插管或套管内吸痰；小儿吸痰时，吸痰管应细，压力＜40kPa。

（6）患者痰液黏稠，可叩拍胸、背，超声雾化吸入，缓慢滴入生理盐水或化痰药物，使痰液稀释，**便于吸出**。

（7）吸痰过程中，观察患者吸痰前后呼吸频率的改变，并注意吸出物的性状、颜色、量及黏稠度等，做好记录。

（8）吸痰毕，关上吸引器开关。吸氧导管为一次性使用，用后按医疗垃圾处理。

4. 吸痰法注意事项

（1）严格执行操作规程，治疗盘内吸痰用物每天更换 1 次或 2 次，吸痰导管每次更换，勤做口腔护理。

（2）观察病情，观察呼吸道是否通畅，患者的生命体征，吸出液的颜色、性状、量。

（3）电动吸引器储液瓶内的液体应及时倾倒，不超过 2/3 满。

（4）使用呼吸机或缺氧严重者，吸痰前可加大氧流量，再行吸痰操作。

（5）吸痰动作轻柔，防止呼吸道黏膜损伤。

（四）洗胃法

1. 目的　①清除胃内毒物或刺激物，减少毒物吸收，用于口服中毒患者。清除毒物需尽早进行，6h 内洗胃效果最好。②减轻胃黏膜水肿，用于幽门梗阻患者。③手术或某些检查前的准备。

2. 禁忌证和适应证

（1）适应证：非腐蚀性毒物中毒，如有机磷、催眠药、重金属类、生物碱及食物中毒等。

（2）禁忌证：强腐蚀性毒物（如强酸、强碱）中毒、肝硬化伴食管胃底静脉曲张、胸主动脉瘤、近期内有上消化道出血及胃穿孔患者禁忌洗胃。食管阻塞、消化性溃疡、胃癌患者不宜洗胃；昏迷患者洗胃应谨慎，可采用去枕平卧，头偏向一侧，以防窒息。

3. 常用方法

（1）口服催吐法：适用于清醒且能合作的患者；准备洗胃液 10～20L，液体温度 25～38℃。

（2）漏斗胃管洗胃法：利用**虹吸原理**，排除胃内容物及毒物。胃管插入 45～55cm，漏斗距头部高度 30～50cm。

（3）电动吸引器洗胃：利用负压吸引原理，吸出胃内容物和毒物。方法：开动吸引器，吸出胃内容物。负压宜保持在 13.3kPa 左右，留取第 1 次标本送检。关闭吸引器，夹紧储液瓶上的引流管，开放输液管。夹紧输液管，开放储液瓶上的引流管，开动吸引。

（4）自动洗胃机洗胃法：能自动、迅速、彻底清除胃内毒物；通过自控电路的控制使电磁阀自动转换动作，分别完成向胃内冲洗药液和吸出胃内容物的过程。

（5）注洗器洗胃法：适用于幽门梗阻、胃手术前的患者洗胃。

4. 操作要点

（1）中毒轻者取坐位或半坐卧位，中毒较重患者取左侧卧位，昏迷患者取平卧位、头偏向一侧。

（2）抽净胃内容物，留取标本送检。

（3）一次灌洗液量 300～500ml。注洗器洗胃每次注入洗胃液约 200ml。

5. 注意事项：①急性中毒患者应迅速采用口服催吐法，必要时进行洗胃，以减少毒物的吸收。②当毒物性质不明时，洗胃溶液可选用温开水或生理盐水，待毒物性质明确后，再采用对抗药洗胃。③每次灌入量以 300～500ml 为宜。注洗器洗胃每次注入洗胃液约 200ml。灌入量与引出量应平衡。防灌入量过多，液体从口鼻腔涌出，引起窒息；或导致急性胃扩张，使胃内压增高，促进中毒物质进入肠道，增加毒物吸收；突然的胃扩张还可兴奋迷走神经，反射性地引起心搏骤停。④为幽门梗阻患者洗胃时，需记录胃内潴留量，以了解梗阻情况。洗胃宜在饭后4～6h或空腹时进行。⑤洗胃中监测。观察患者面色、呼吸、脉搏、血压、抽出液的性质及有无腹痛等。如患者感到腹痛，灌洗出的液体呈血性或出现休克现象，应立即停止洗胃，并与医师联系，采取相应的急救措施。

6．常用洗胃溶液

（1）酸性物：洗胃溶液为镁乳、牛奶、蛋清水，蛋清水可黏附于黏膜表面或创面上，从而起到保护作用，并可减轻患者疼痛。禁忌药物：强酸药物。

（2）碱性物：洗胃溶液为5%醋酸、白醋、蛋清水、牛奶。禁忌药物：强碱药物。

（3）1605、1059、4049（乐果）：洗胃溶液为2%～4%碳酸氢钠。禁忌药物：高锰酸钾。

（4）美曲膦酯（敌百虫）：洗胃溶液为1%盐水或清水、1：（15 000～20 000）高锰酸钾。禁忌药物：碱性药物。

（5）DDT、666：洗胃溶液用温开水或生理盐水洗胃、50%硫酸镁导泻。禁忌药物：油性泻药。

（6）巴比妥类（安眠药）：洗胃溶液用1：（15 000～20 000）高锰酸钾，硫酸钠导泻。禁忌药物：硫酸镁导泻。

（7）灭鼠药（磷化锌）：用1：（15 000～20 000）高锰酸钾，0.1%硫酸铜洗胃；0.5%～1%硫酸铜溶液每次10ml，每5～10分钟口服1次，配合用压舌板等刺激舌根引吐。禁忌药物：鸡蛋、牛奶、脂肪及其他油类食物。

（8）氰化物：口服3%过氧化氢溶液后引吐，洗胃溶液为1：（15 000～20 000）高锰酸钾。

（9）敌敌畏：洗胃溶液2%～4%碳酸氢钠、1%盐水、1：（15 000～20 000）高锰酸钾。

（10）选择洗胃溶液的注意事项：①1605、1509、4049（乐果）等禁用高锰酸钾洗胃，否则可氧化成毒性更强的物质。②美曲膦酯遇碱性药物可分解出毒性更强的敌敌畏，其分解过程随碱性的增强和温度的升高而加速。③巴比妥类药物采用硫酸钠导泻，是利用其在肠道内形成的高渗透压，而阻止肠道水分和残存的巴比妥类药物的吸收，促其尽早排出体外。硫酸钠对心血管和神经系统没有抑制作用，不会加重巴比妥类药物的中毒。④磷化锌中毒时，口服硫酸铜可使其成为无毒的磷化铜沉淀，阻止吸收，并促使其排出体外。磷化锌易溶于油类物质，忌用脂肪性食物，以免促使磷的溶解吸收。

（五）人工呼吸器的使用

1．概念　人工呼吸器是进行人工呼吸最有效的方法之一，可通过人工或机械装置产生通气，对无呼吸患者进行强迫通气，对通气障碍的患者进行辅助呼吸。达到增加通气量，改善换气功能，减轻呼吸肌做功目的。常用于各种原因所致的呼吸停止或呼吸衰竭的抢救及麻醉期间的呼吸管理。

2．简易呼吸器

（1）组成：由呼吸囊、呼吸活瓣、面罩及衔接管组成。

（2）操作步骤：先清除上呼吸道分泌物或呕吐物。患者去枕仰卧，头后仰，托起下颌，松开衣领，使呼吸道开放。如有活动义齿要取下，扣紧面罩（不漏气）。挤压呼吸囊，空气自气囊进入肺部；放松时，肺部气体经活瓣排出，一次挤压可有400～600ml空气进入肺内。

以 16~20 次/分的速度反复而有规律地进行，如患者有自主呼吸，应与之同步。

3．人工呼吸机　人工呼吸器是进行人工呼吸最有效的方法之一，可通过人工或机械装置产生通气，对无呼吸患者进行强迫通气，对通气障碍的患者进行辅助呼吸。达到增加通气量，改善换气功能，减轻呼吸肌做功的目的。人工呼吸机常用于各种原因所致的呼吸停止或呼吸衰竭的抢救及麻醉期间的呼吸管理。

（1）呼吸机各个预置参数，通气参数如下。

呼吸频率（R）：10~16 次/分。

每分通气量（VE）：8~10L/min。

潮气量（Vr）：10~15ml/kg（范围在 600~800ml）。

吸/呼比值（I/E）：1/（1.5~3.0）。

呼气压力（EPAP）：0.1476~1.96kPa，一般<2.94kPa。

呼气末正压（PEEP）：0.496~0.98kPa（渐增）。

供氧浓度（FiO_2）：30%~40%，一般<60%。

（2）观察通气量：通气量合适为患者吸气时胸廓隆起，呼吸音清晰，生命体征平稳。通气量不足患者可出现烦躁不安、多汗、皮肤潮红、血压升高、脉搏加速，浅静脉充盈消失。过度通气，患者可出现昏迷、抽搐等碱中毒症状。

（3）注意事项：①观察病情变化。原发病、自主呼吸恢复情况、生命体征、血气分析、电解质等。②气管插管套膜囊内注入 35ml 空气，以防插管周围漏气。③注意呼吸机工作情况。检查呼吸机各管道连接是否紧密，有无脱落，有无漏气，各参数是否符合患者需要。④保持呼吸道通畅。湿化吸入气体，促进痰液排出。⑤预防和控制感染。呼吸机、病室空气、设备定期消毒。⑥加强营养，做好生活护理。

二、危重患者的护理

1．严密观察病情变化　做好抢救准备，护士须密切观察患者的生命体征。

2．保持呼吸道通畅　昏迷患者须头偏向一侧；及时用吸引器吸出呼吸道分泌物，防止误吸。

3．加强临床基础护理　①眼部护理；②口腔护理；③皮肤护理应做到"六勤一注意"，即：勤观察、勤翻身、勤擦洗、勤按摩、勤更换、勤整理，注意交接班。

4．肢体被动锻炼　病情平稳时，应尽早协助患者进行被动肢体运动。每日 2~3 次，并做按摩，以促进血液循环，增加肌肉张力，帮助恢复功能，预防静脉血栓的形成。

5．补充营养和水分　应设法增进患者饮食，并协助自理缺陷的患者进食，对不能进食者，可采用鼻饲或完全胃肠外营养。

6．维持排泄功能　协助患者大小便，必要时给予人工通便及在无菌操作下行导尿术。留置尿管者执行尿管护理常规。

7．保持导管通畅　危重患者身上有时会有多根引流管，应注意妥善固定防止逆行感染。

8．确保患者安全　对意识丧失、谵妄或昏迷的患者要保证其安全，必要时可使用保护具；牙关紧闭、抽搐的患者，可用牙垫或把压舌板裹上数层纱布放于上下磨牙之间，以免因咀嚼肌痉挛而咬伤舌。室内光线宜暗，工作人员动作要轻，避免因外界刺激而引起抽搐。

9. **心理护理** 危重患者常常会表现出各种各样的心理问题。鼓励患者表达引起其不安的因素，及时向患者解释各种抢救措施的目的及作用，帮助患者尽快适应环境。

试题精选

1. 对猝死患者进行心肺复苏时，其基本生命支持的内容是

A. 人工呼吸，人工循环，药物治疗

B. 病情估计，人工呼吸，人工循环

C. 人工循环，开放呼吸道，人工呼吸

D. 人工呼吸，人工循环，脑复苏

E. 开放呼吸道，人工呼吸，心脏除颤

答案：C

2. 人工呼吸与胸外心脏按压的比例是

A. 15：2

B. 15：1

C. 30：2

D. 30：1

E. 10：1

答案：C

3. 慢性阻塞性肺疾病患者，在室内空气条件下，PaO_2低于下列何值时应考虑持续低流量给氧

A. 10.0kPa

B. 6.7kPa

C. 5.0kPa

D. 8.7kPa

E. 8.0kPa

答案：B

4. 患者，男，20岁，破伤风患者，抽搐频繁，引起肘关节脱臼，呼吸道分泌物多，有窒息可能，此时应首先处理的是

A. 气管切开术

B. 静脉滴注破伤风抗毒素

C. 脱臼复位

D. 鼻饲流质饮食

E. 输液应用青霉素

答案：A

5. 吸痰时遇痰液黏稠，下列处理错误的是

A. 滴少量生理盐水

B. 增大负压吸引力

C. 叩拍胸背部

D. 给予化痰药物

E. 雾化吸入

答案：B

6. 通过哪项评估可判定患者需要吸痰

A. 神志

B. 发绀

C. 痰鸣音

D. 心率

E. 呼吸困难

答案：C

7. 口服药物急性中毒的清醒患者首选洗胃方法是

A. 口服催吐洗胃法

B. 漏斗胃管洗胃

C. 注洗器胃管洗胃

D. 自动洗胃机洗胃

E. 药物导泻清除法

答案：A

8. 催眠药中毒时，导泻禁用

A. 生大黄

B. 番泻叶

C. 硫酸镁

D. 硫酸钠

E. 液状石蜡

答案：C

9. 误服腐蚀药不宜进行下列哪项治疗

A. 洗胃

B. 导泻

C. 灌肠

D. 补液

E. 应用中和药

答案：A

10. 急救时使用简易呼吸器挤压的一般速率为

A. 10～12 次/分

B. 12～14 次/分

C. 14～16 次/分

D. 16～20 次/分

E. 20～24 次/分

答案：D

（11～12 题共用题干）

王女士，20 岁，因失恋情绪低落。服毒自杀后被家人发现，立即送往医院。患者意识清楚，但拒绝说出毒物名称。

11. 对王女士首先应采取的抢救措施是

A. 口服催吐

B. 胃管洗胃

C. 注洗器洗胃

D. 服蛋清中和

E. 饮过氧化氢引吐

答案：A

12. 患者烦躁，拒绝从口进液，强行下漏斗胃管洗胃首先应

A. 动员患者告知毒物

B. 从胃管吸取胃内容物送检

C. 一次灌入 1000ml 液体

D. 液体排出不畅应挤压胃部

E. 用 2%碳酸氢钠洗胃

答案：B

（13～14 题共用题干）

患者，男，30 岁，患"化脓性扁桃体炎"。护士遵医嘱给予青霉素皮试，观察约 5min 时，患者突然感到胸闷、面色苍白、出冷汗、脉细速、血压下降、呼之不应。

13. 此时患者可能发生的是

A. 心绞痛

B. 心源性休克

C. 低血容量性休克

D. 过敏性休克

E. 感染性休克

答案：D

14. 抢救时首选的药物是

A. 异丙肾上腺素

B. 肾上腺素

C. 地塞米松

D. 多巴胺

E. 去甲肾上腺素

答案：B

第18单元 临终护理

一、概述

1. **濒死与死亡的定义**

（1）濒死：即临终，由于各种疾病或损伤导致人体主要器官功能趋于衰竭，经治疗无生存希望，各种迹象显示生命活动即将终结的状态。

（2）死亡：生命活动不可逆地终止，是人的本质特征的永久消失和机体完整性破坏及新陈代谢的停止。

2. **死亡的标准**　1968年世界第22次医学会上美国哈佛大学提出的脑死亡诊断标准是：①不可逆的深度昏迷；②自发呼吸停止；③脑干反射消失；④脑电波消失。以上标准24h反复测量无变化，排除体温低于32℃及中枢神经抑制的影响。

3. **死亡过程分期**

（1）濒死期：又称临终状态，是死亡过程的开始阶段。此期机体各系统的功能极度衰弱，中枢神经系统脑干以上部位的功能处于深度抑制状态，表现意识模糊或丧失，各种反射减弱或迟钝，肌张力减退或消失，心搏减弱，血压下降，呼吸微弱或出现潮式呼吸及间断呼吸。濒死期的持续时间可随患者机体状况及死亡原因而异，猝死等患者可直接进入临床死亡期。此期**生命处于可逆阶段**，及时有效的抢救治疗，生命可复苏；反之，则进入临床死亡期。

（2）临床死亡期：此期中枢神经系统的抑制过程已由大脑皮质扩散到皮质下部位，延髓处于极度抑制状态。表现为心搏、呼吸完全停止，瞳孔散大，各种反射消失，但各种组织细胞仍有微弱而短暂的代谢活动。此期如果及时有效的抢救治疗，生命仍**可复苏**。此期一般持续**5~6min**，超过这个时限，大脑将发生不可逆的变化。但在低温条件下，尤其是头部降温，脑耗氧降低时，临床死亡期可延长达1h或更久。

（3）生物学死亡期：为死亡过程的最后阶段，此期整个中枢神经系统及各器官的新陈代谢相继停止，并出现不可逆的变化，整个机体已不可复活。随着此期的进展，相继出现早期尸体现象。①尸冷：死亡后24h接近环境温度。②尸斑：由于地心引力作用，坠积性充血使尸体最低部位皮肤出现暗红色斑块或条纹。死亡后2~4h开始，12h永久性变色。③尸僵：死亡后1~3h出现在下颌部，4~6h扩散到全身，12~16h达到高峰，24h缓解，3~7d完全缓解。④尸体腐败：死亡后24h先从右下腹出现，逐渐扩展至全腹，最后蔓延到全身。

二、临终关怀

1. **概念**　临终关怀是对临终患者和其家属提供的一种全面照顾的特殊服务，目标是使临终患者减少痛苦，生命质量提高而且其家属的身心健康得到维护。

2. **临终关怀的发展**　1967年英国桑得斯博士在伦敦创办了圣·克里斯多福临终关怀医

院，我国第一个临终关怀研究中心于 1988 年 9 月在天津医学院成立，1988 年上海成立第一个临终关怀机构——南汇护理院。

3．研究对象 以探讨临终患者的生理、心理发展和为临终患者提供全面照料，减轻患者家属精神压力为研究对象。

4．组织形式和理念

（1）组织形式：临终关怀专门机构，综合性医院内附临终关怀病房，居家照料。

（2）理念：以治疗转变为照料，以延长生存时间转变为提高生命质量，维护尊严和权利，注重患者家属的心理支持。

三、临终患者的护理

（一）临终患者的生理变化及护理

1．临终患者的生理变化

（1）循环系统：皮肤湿冷，四肢发绀，脉搏快弱且不规则，血压降低。

（2）呼吸系统：频率由快到慢，由深到浅，鼻翼呼吸、潮式呼吸、张口呼吸等。

（3）消化与泌尿系统：表现为食欲缺乏、腹胀、恶心、呕吐、便秘等。

（4）肌肉运动系统：张力丧失表现为尿、便失禁，吞咽困难，无法维持良好舒适的功能体位，眼眶凹陷、双眼半睁、下颌下垂、口微张等。

（5）面容、感知觉及语言改变：脸部外观改变呈希氏面容，即面肌消瘦、面部呈铅灰色，瞳孔固定，对光反应迟钝。语言困难混乱，视力减退，听力最后丧失。

（6）神经系统：昏睡、木僵、昏迷。

（7）疼痛：表现为血压及心率改变，疼痛面容。

（8）临近死亡：各种反射消失；各种感觉消失，最早消失的感觉是视觉，最后消失的感觉是听觉；生命活动停止，通常呼吸先停止，随后心搏停止。

2．护理措施

（1）循环系统护理：观察生命体征、末梢循环及尿量，注意保暖，准备好抢救物品。

（2）呼吸系统护理：保持空气新鲜，采取适当半卧位，保持呼吸道通畅，如备好吸引器，头偏向一侧或侧卧位，吸氧。

（3）消化系统护理：保持口腔清洁，营养支持。

（4）泌尿系统护理：尿潴留者留置尿管，便秘者灌肠，做好局部清洁护理。

（5）皮肤护理：保持舒适姿势，勤翻身，按摩受压和骨突处。

（6）感官护理：病房环境舒适，及时擦拭眼部分泌物，眼睑不能闭合者涂眼膏或凡士林纱布覆盖双眼保护角膜。

（二）临终患者的心理变化及护理

1．临终患者的心理变化 病学家伊丽莎白·库乐罗斯提出临终患者 5 个心理阶段——否认期、愤怒期、协议期、忧郁期、接受期。心理护理基本要求：表情亲切、眼神安详、语言恳切、动作轻柔。

（1）否认期：患者其心理反应是拒绝接受事实。是患者对突然降临的不幸的一种正常心理防御机制，是一种自我保护，它可减少不良信息对患者的刺激。是心理表现第一期。

（2）愤怒期：患者常表现为生气与激怒，内心不平衡，往往将愤怒的情绪向医护人员、朋友、家属等接近他的人发泄。

（3）协议期：患者接受临终事实。希望尽可能延长生命，并期望奇迹出现。此期患者变得和善，愿意配合治疗。

（4）忧郁期：患者产生很强烈的失落感，出现悲伤、情绪低落、沉默、哭泣等反应，甚至有轻生的念头。对周围采取冷漠态度，不愿意与人交流，此期易出现独处和要家人陪伴的矛盾心理，是家人和护士要特别注意的时期。

（5）接受期：为临终的最后阶段。患者对死亡已有准备，一切未完事宜均已处理。患者常处于嗜睡状态，对外界反应淡漠。

2．临终患者的心理护理措施

（1）否认期：护理人员不要揭穿患者的防御心理，也不要欺骗患者，注意医护人员对患者病情的言语一致性。经常陪伴在患者身旁，多运用非语言交流。护理人员要采取理解、同情的态度。

（2）愤怒期：护理人员理解患者发怒的原因，允许患者以发怒、抱怨，理解其不合作行为。做好患者家属的工作，给予患者宽容、关爱和理解。

（3）协议期：此期的患者对治疗是积极的，护理人员应当给予指导和关心，尽量满足其合理要求，鼓励患者更好地配合治疗。协助患者完成角色义务，实现患者的愿望。

（4）忧郁期：护理人员允许患者用不同方式宣泄情感，如悲伤、哭泣等。尽量让其家属陪伴身旁。注意患者安全，预防自杀倾向。若患者因心情忧郁而忽视个人清洁卫生，护理人员应协助患者保持身体的清洁与舒适。

（5）接受期：尊重患者，不强迫与其交谈，减少外界干扰，提高安静舒适的环境。陪伴患者加强生活护理，让其安详、平静地离开人间。

四、死亡后护理

（一）概述

死亡后护理包括死亡者的尸体护理和死者家属的护理。尸体护理是为临终患者实施整体护理的最后步骤。死者家属护理是护理人员对死者家属给予情绪上支持和心理疏导，缓解身心痛苦，早日从悲痛中解脱出来。

（二）尸体护理

1．目的　维持良好尸体外观，易于识别。安慰死者家属，减轻哀痛。

2．操作方法

（1）评估：①患者诊断、治疗、抢救过程、死亡原因及时间。②尸体清洁程度、有无伤口、引流管等。③死者家属对死亡者的态度。

（2）实施：①填写死亡通知单及3张尸体识别卡。②洗手戴口罩，备齐用物至床旁，用屏风遮挡，维护患者隐私，头下垫枕，防止面部淤血变色。协助闭上眼睑，对家属是一种安慰。用棉花填塞口、鼻、耳、阴道、肛门等孔道，以免体液外溢。擦净尸体，有胶布痕迹用松节油擦净，有创口更换敷料，有引流管的拔出后缝合或胶布封闭包扎。③穿衣裤，在右手手腕上系第1张尸体识别卡，以免认错尸体。用尸单包好尸体，第2张尸体识别卡在腰部的尸单上。盖大单置于停尸屉内,放第 3 张尸体识别卡于停尸屉外。④清洁消毒床单位。在体温单 40~42℃处填写死亡时间,停止一切医嘱。

3．**注意事项** ①尸体护理应在医师开具**死亡诊断书**后开始进行。②尸体护理应在患者死亡后尽快进行,以防尸体僵硬。③应维护尸体隐私权,不可暴露尸体,并安置于自然体位。④做尸体护理时,态度应严肃认真,尊重死者,满足死者家属合理要求。⑤如为传染病死亡者,应用消毒液清洁尸体,孔道应用浸有 1%氯胺溶液的棉球进行填塞。用不透水的尸袋包裹尸体,外面做传染标志。

五、临终患者亲属与丧亲者护理

（一）临终患者家属的护理

1．**临终患者家属的压力** 患者的临终过程也是其家属心理应激的过程。临终患者家属可出现的改变:①个人需求的推迟或放弃;②家庭中角色与职务的调整与再适应;③压力增加及社会性互动减少。

2．**对临终患者家属的护理要点** ①满足患者家属照顾患者的需要;②鼓励患者家属表达感情;③指导患者家属对患者的生活照料;④协助维持家庭的完整性;⑤满足患者家属本身的生理需求。

（二）丧亲者护理

1．**丧亲者的心理反应** 根据安格乐理论,丧亲者的心理反应可分 4 个阶段。

（1）震惊与不相信:这是一种防卫机制。此期在急性死亡事件中最明显。

（2）觉察:意识到亲人确实死亡,痛苦、空虚、气愤伴随而来,此期的特征常常是哭泣。

（3）恢复期:患者家属带着悲痛的情绪处理死者的后事,准备丧礼。

（4）释怀:随着时间的流逝,丧亲者逐渐从悲哀中得以解脱,将逝者永远怀念。

2．**对丧亲者的护理要点** ①认真进行尸体护理;②鼓励丧亲者宣泄感情,针对不同心理反应阶段制定护理措施;③安慰丧亲者面对现实;④尽力提供生活指导、建议;⑤丧亲者随访。

试题精选

1．临床上进行尸体护理的依据是

A．医生做出死亡诊断后

B．呼吸停止

C．各种反射消失

D．心搏停止

E．意识丧失

答案: A

2．不是脑死亡的诊断标准为

A．瞳孔散大

B．不可逆的深度昏迷

C．自发呼吸停止

D．脑干反射消失

E．脑电波消失

答案: A

3．临床死亡期的指标是

A．呼吸衰竭

B．神志不清

C．肌张力丧失

D．循环衰竭

E．心搏停止

答案: E

4. 下列哪项不是临床死亡期的特征

A. 呼吸停止

B. 心搏停止

C. 各种反射消失

D. 延髓处于深度抑制状态

E. 组织细胞新陈代谢停止

答案：E

5. 临终患者对自己的病情抱有希望，能配合治疗为哪一期的心理反应

A. 否认期

B. 愤怒期

C. 协议期

D. 抑郁期

E. 接受期

答案：C

6. 下列哪项不是临床死亡期的特征

A. 呼吸停止

B. 心搏停止

C. 各种反射消失

D. 延髓处于深度抑制状态

E. 组织细胞新陈代谢停止

答案：E

（7～8题共用题干）

患者，女性，55岁，胃癌晚期，近来病情发展迅速，卧床不起，情绪暴躁、常无端发脾气。

7. 患者的心理反应处于

A. 愤怒期

B. 接受期

C. 协议期

D. 忧郁期

E. 否认期

答案：A

8. 护理该患者时，不恰当的护理措施是

A. 劝患者不要轻易表达不良情绪

B. 允许患者表达不良情绪

C. 防止患者的过激行为

D. 给予精神支柱

E. 做好与家属的沟通

答案：A

附录 A　常见缩写的含义

序号	缩写	含义	序号	缩写	含义
1	NANDA	北美护理诊断协会	20	prn	需要时（长期）
2	ANA	美国护士学会	21	sos	需要时（限用 1 次）
3	PC	潜在并发症	22	IV 或 iv	静脉注射
4	qd	每日 1 次	23	12n	中午 12 点
5	bid	每日 2 次	24	12mn	午夜 12 点
6	tid	每日 3 次	25	st	立即
7	qid	每日 4 次	26	TAT	破伤风抗毒素
8	qod	隔日 1 次	27	FDA	美国食品与药品监管局
9	biw	每周 2 次	28	DIC	弥散性血管内凝血
10	qh	每小时 1 次	29	CPR	心肺复苏
11	am	上午	30	PaO_2	动脉血血氧分压
12	pm	下午	31	SaO_2	动脉血氧饱和度
13	ac	饭前	32	R	呼吸频率
14	pc	饭后	33	VE	每分通气量
15	ID	皮内注射	34	Vr	潮气量
16	H	皮下注射	35	I/E	吸/呼比值
17	IM 或 im	肌内注射	36	EPAP	呼气压力
18	qn	每晚 1 次	37	PEEP	呼气末正压
19	hs	临睡前	38	FiO_2	供氧浓度

附录 B 护理常用正常值

序号	项 目	正常值	序号	项 目	正常值
1	亲密距离	0~46cm	14	压力蒸汽灭菌法温度	121~126℃
2	个人距离	0.46~1.2m	15	紫外线灯最佳杀菌波长	250~270nm
3	社交距离	1.2~3.6m	16	口腔温度范围	36.3~37.2℃
4	公众距离	>3.6m	17	肛温范围	36.5~37.7℃
5	成年人鼻饲插管长度	45~55cm	18	腋窝温度范围	36.0~37.0℃
6	成年人每次尿量	200~400ml	19	成年人脉率	60~100 次/分
7	成年人 24h 尿量	1000~2000ml	20	成年人呼吸频率	16~20 次/分
8	成年人尿比重范围	1.015~1.025	21	正常血压收缩压	12~18.5kPa（90~139mmHg）
9	尿液	pH4.5~7.5	22	正常血压舒张压	8~11.9kPa（60~89mmHg）
10	成年人每天排便量	100~300g	23	成年人脉压	4~5.3kPa（30~40mmHg）
11	成年人每天排便次数	1~3 次	24	瞳孔直径	2.5~5mm
12	婴幼儿每天排便次数	3~5 次	25	动脉血氧分压	10.6~13.3kPa
13	压力蒸汽灭菌法压力	103~137kPa			

专业实践能力模拟试卷

模拟试卷一

一、以下每一道考题下面有 A、B、C、D、E 五个备选答案。请从中选择一个最佳答案，并在答题卡上将相应题号的相应字母所属的方框涂黑。

1. 下列哪项治疗**不属于**家庭病床的护理范围
A. 注射
B. 换药
C. 导尿
D. 血液透析
E. 灌肠

2. 在人际关系的环境中，影响舒适的因素是
A. 体位不当
B. 活动受限
C. 护患关系
D. 角色改变
E. 身体不洁

3. 影响舒适的心理方面因素**不包括**
A. 环境陌生
B. 焦虑
C. 护患关系
D. 角色改变
E. 自尊受损

4. 下列哪项不是促进患者休息的护理措施
A. 做好心理护理，解除患者焦虑
B. 各种诊疗护理活动相对集中
C. 协助患者自我放松
D. 尊重患者休息习惯
E. 满足患者一切要求

5. 高热时乙醇擦浴其散热方式为
A. 辐射
B. 对流

C. 传导
D. 蒸发
E. 接触

6. 成年人呼吸少于 10 次/分多见于下列哪种情况
A. 缺氧
B. 高热
C. 颅内压增高
D. 贫血
E. 心功能不全

7. 高热患者最适宜的饮食是
A. 低盐半流饮食
B. 软质饮食
C. 低脂饮食
D. 普通饮食
E. 流质饮食

8. 关于要素饮食的概念哪项**不妥**
A. 是一种化学精制食物
B. 只需要经小肠消化
C. 所含的蛋白质为氨基酸
D. 含有人体需要的全部营养成分
E. 所含的糖类为单糖

9. 有关应用热疗的目的正确的是
A. 促进浅表炎症消退和局限
B. 减轻局部充血或出血
C. 提高痛觉神经的兴奋性
D. 抑制炎症扩散
E. 传导发散体内的热

10. 使用红外线烤灯时**错误**的操作是
A. 对患者的情况进行评估
B. 灯距为 20～30cm

C. 注意观察患者反应

D. 暴露治疗部位

E. 时间为 20～30min

11. 机体动脉血氧分压低于多少是用氧的指标

A. 0.88kPa

B. 0.0066kPa

C. 66kPa

D. 6.6kPa

E. 0.66kPa

12. 将昏迷患者平卧头偏向一侧的目的是

A. 保持颈部活动灵活

B. 减少枕骨压迫防止枕后压疮

C. 引流分泌物保持呼吸道通畅

D. 便于头部固定避免颈椎骨折

E. 利于观察病情及时治疗护理

13. 传染病区中属于半污染区的是

A. 治疗室，库房

B. 浴室，洗涤间

C. 配餐室，更衣室

D. 内走廊及病区检验室

E. 病室，厕所

14. 下列哪种药物使用时需要观察尿量

A. 硫酸镁注射液

B. 毛花甘 C

C. 阿托品

D. 20%甘露醇

E. 5%碳酸氢钠

15. 临终患者最早出现的心理反应期是

A. 否认期

B. 协议期

C. 接受期

D. 愤怒期

E. 忧郁期

16. 下列哪项**不是**临床死亡期的特征

A. 呼吸停止

B. 心搏停止

C. 延髓处于深度抑制状态

D. 各种反射消失

E. 组织细胞新陈代谢停止

17. 关于医嘱种类的解释，下列哪项**不对**

A. 长期医嘱有效时间在 24h 以上

B. 临时备用医嘱有效时间在 24h 以内

C. 临时医嘱一般只执行一次

D. 长期医嘱医师注明停止时间后失效

E. 长期备用医嘱须由医师注明停止时间后方为失效

18. 病区护理管理的核心是

A. 护理质量管理

B. 病区环境管理

C. 陪护的指导与管理

D. 患者管理

E. 探视的管理

19. 患者，女，50 岁，面部烧伤恢复期，面部留有瘢痕，患者常有自卑感，不愿见人，护士应特别注意满足患者哪一方面的需要

A. 生理的需要

B. 安全的需要

C. 尊重的需要

D. 爱与归属的需要

E. 自我实现的需要

20. 某护士认为：患者的疼痛可能会导致多方面的反应，请分析下列哪些反应**不是**疼痛所引起的

A. 血压升高、心率加快、手掌出汗、面色苍白

B. 胃肠道紊乱、骨骼肌紧张、内分泌改变

C. 退缩、抑郁、愤怒、依赖

D. 血钙升高、血糖升高、血钠降低、血氯降低

E. 皱眉、哭泣、呻吟、尖叫

21. 皮肤护理的目的**不包括**

A. 促进皮肤血液循环

B. 减轻皮肤的天然屏障作用

C. 增强皮肤的排泄功能

D. 预防压疮等并发症

E. 使患者身体舒适、清洁

22. 压疮炎性浸润期的表现**不包括**

A. 受压的部位呈现紫红色

B. 皮下出现硬节

C. 有水疱形成

D. 患者有痛感

E. 局部组织发黑

23. 高热患者行乙醇擦浴时其散热方式是

A. 辐射

B. 对流

C. 蒸发

D. 传导

E. 接触

24. 体育锻炼可以增强呼吸功能，其根本原因是

A. 胸廓扩张

B. 呼吸深度增加

C. 吸-呼的胸围差加大

D. 呼吸肌收缩力增加

E. 呼吸频率增快

25. 护士对患者进行饮食评估的内容**不包括**

A. 一般饮食形态

B. 补品使用情况

C. 饮食习惯与民族

D. 家庭的经济状况

E. 血液中营养素含量

26. 下列属于常量元素的是

A. 锌

B. 铁

C. 碘

D. 镁

E. 硒

27. 何种情况**不宜**采用热水坐浴疗法

A. 痔疮手术后

B. 肛门部充血

C. 外阴部炎症

D. 肛门周围炎症

E. 女性月经期

28. 对尿失禁患者的护理中**错误**的是

A. 指导患者行盆底肌锻炼

B. 可采用接尿器或尿壶接尿

C. 对长期尿失禁患者可给予留置导尿管

D. 注意背及臀部的皮肤护理

E. 嘱患者少饮水，以减少尿量

29. 大量不保留灌肠的注意事项中，描述**错误的是**

A. 伤寒患者灌肠液量不得超过500ml

B. 急腹症、消化道出血等患者禁忌灌肠

C. 肝性脑病（肝昏迷）患者可用肥皂水灌肠

D. 中暑患者灌肠时可用4℃生理盐水

E. 心力衰竭患者禁用生理盐水灌肠

30. 阿米巴痢疾患者行保留灌肠时应采用的卧位是

A. 右侧卧位

B. 左侧卧位

C. 俯卧位

D. 仰卧位

E. 膝胸卧位

31. 应用紫外线消毒空气时，有效距离与时间是

A. 2.5m，≥30min

B. 3m，≥30min

C. 3.5m，≥45min

D. 2m，≥30min

E. 3m，≥45min

32. 铜绿假单胞菌感染的患者用过的剪刀，其消毒灭菌的步骤是

A. 灭菌，清洁，再灭菌

B. 清洁后用高压蒸汽灭菌

C. 彻底清洗后，用化学消毒剂浸泡消毒

D. 直接采取燃烧法达到灭菌

E. 与其他器械先浸泡消毒后，再分别清洁灭菌

33. 有关使用无菌手套的叙述**不正确**的是

A. 戴无菌手套时，应先将手洗净擦干

B. 戴手套前应核对手套外号码和灭菌日期

C. 操作后手套的污迹先用自来水冲净，再脱下浸泡

D. 手套戴好后，两手置于腰以上、视线范围以内区域

E. 脱手套时，不可强拉手套边缘和手指

34. 超声雾化吸入疗效好是因为药液的气雾可以到达

A. 支气管

B. 段支气管

C. 肺泡

D. 气管

E. 叶支气管

35. 发生青霉素过敏性休克时，临床最早出现的常见症状是

A. 烦躁不安、血压下降

B. 四肢麻木、头晕眼花

C. 腹痛、腹泻

D. 发绀、面色苍白

E. 皮肤瘙痒、呼吸道症状

36. 婴儿接种卡介苗的最佳部位是

A. 三角肌下缘

B. 三角肌

C. 前臂掌侧下段

D. 臀部

E. 股外侧

37. 股静脉穿刺后按压不当，最容易发生

A. 血栓

B. 局部血肿

C. 空气栓塞

D. 静脉炎

E. 蜂窝织炎

38. 中心静脉输液时引起空气栓塞导致死亡的原因是气栓阻塞了

A. 肺静脉入口

B. 肺动脉入口

C. 上腔静脉入口

D. 下腔静脉入口

E. 主动脉入口

39. 输液引起肺水肿的典型症状是

A. 呼吸困难、咳粉红色泡沫样血痰

B. 心悸、胸痛、烦躁不安

C. 胸痛、咳嗽、呼吸加快

D. 发绀、胸闷、胸痛难忍

E. 面色苍白、血压下降

40. 为患者输血时，引起溶血反应的典型症状是

A. 四肢麻木，腰背酸痛

B. 寒战，发热、头痛

C. 手足抽搐，心悸

D. 荨麻疹，胸闷

E. 咳粉红色泡沫样血痰

41. 采集亚急性细菌性心内膜炎患者血培养标本时，最适宜的时间应在

A. 发热时，抗生素应用前

B. 发热后，抗生素应用后

C. 发热时，抗生素应用后

D. 发热前，抗生素应用后

E. 清晨患者退热后

42. 正常瞳孔的直径范围是

A. 1.5～2mm

B. 2.5～5mm

C. 4.5～5mm

D. 5.5～6mm

E. 6.5～7mm

43. 眼睑不能自行闭合时，患者可能出现的并发症是

A. 结膜炎

B. 青光眼

C. 视网膜剥离

D. 白内障

E. 巩膜炎

44. 为患者进行气管内吸痰 1 次吸引时间不易超过 15s，其主要原因是

A. 吸痰器工作时间过长易损害

B. 吸痰管通过痰液过多易阻塞

C. 引起患者刺激性呛咳造成不适

D. 引起患者缺氧和发绀

E. 吸痰盘暴露时间过久造成细菌感染

45. 进行心肺复苏时，胸外心脏按压的有效指标**不包括**

A. 出现自主呼吸

B. 动脉收缩压＞8kPa

C. 黏膜转红润

D. 瞳孔由大逐渐缩小

E. 肌张力降低

46. 濒死期患者最后消失的感觉常是

A. 视觉

B. 听觉

C. 味觉

D. 嗅觉

E. 触觉

47. 关于医嘱种类的解释**不正确**的是

A. 长期医嘱有效时间在 24h 以上

B. 临时医嘱一般只执行 1 次

C. 临时备用医嘱有效时间在 24h 以内

D. 长期医嘱医师注明停止时间后失效

E. 长期备用医嘱须由医师注明停止时间后失效

48. 病区护理管理的内涵**不包括**

A. 以病人为中心

B. 以服务效益为基准

C. 以提高健康水平为目的

D. 以管理学理论为指导

E. 以质量为核心

49. 医院内的临床护理工作主要指

A. 基础护理和护理科研

B. 基础护理和社区保健护理

C. 基础护理和护理管理

D. 基础护理和专科护理

E. 基础护理和护理教育

50. 苯丙酸诺龙 25mg im biw，biw 的中文译意是

A. 每日 3 次

B. 每日 2 次

C. 每周 1 次

D. 每周 2 次

E. 每 4 小时 1 次

51. 患者，女，51 岁，脑血管意外，经过治疗后病情稳定，但仍遗留下肢运动障碍，行走不便，护士给予下肢功能康复锻炼。根据罗伊的适应模式，此种护理干预属于

A. 初级预防

B. 一级预防

C. 二级预防

D. 三级预防

E. 四级预防

52. 患者，男，54 岁，冠状动脉粥样硬化性心脏病（简称冠心病），欲行冠状动脉旁路移植手术，近几天来食欲缺乏、失眠，但当护士问其是否害怕手术时，却装做无所谓，并说："手术有什么可怕的。"这种心理防卫机制是

A. 否认

B. 反向形成

C. 补偿

D. 转移

E. 退化

53. 患者，男，66 岁，糖尿病，广东人，不会讲普通话，护士在与其交流时应特别注意使用的沟通技巧是

A. 参与

B. 沉默

C. 提问

D. 倾听

E. 核对

54. 患者，女，25 岁，妊娠 39 周，于 2：30 正常分娩。6：40 患者主诉腹胀、腹痛。视诊：下腹膀胱区隆起；叩诊：耻骨联合上呈鼓音。患者存在的健康问题是

A. 分娩后疼痛

B. 体液过多

C. 便秘

D. 尿潴留

E. 有子宫内膜感染的可能

55. 患者，女，22 岁，患有性病，认为自己患病是一种惩罚，并且认为患的是为社会所不能接受的疾病，甚至产生潜在的暴力行为，此种对疾病的心理反应属于

A. 罪恶感

B. 卑微感

C. 孤独感

D. 否认心理

E. 恐惧心理

56. 患者，女，27 岁，妊娠 10 个月急诊入院，经产科医生检查宫口已开 4cm，住院处护士应首先给予

A. 办理入院手续

B. 立即沐浴更衣

C. 立即会阴清洗

D. 让产妇步行入病区

E. 运送产妇至产房待产

57. 患者，男，56 岁，贲门癌引起上腹部疼痛、呕吐、厌食、黑粪，行胃大部切除术后。取半坐卧位，其目的是

A. 减少局部出血

B. 使静脉回流量减少

C. 减轻肺部淤血

D. 减少呼吸困难

E. 减轻伤口缝合处张力

58. 患者，男，50 岁，有吸烟史，咳嗽 2 个月，咯血或痰中带血 2 周，X 线胸片示左肺上叶有 1.5cm×2.0cm 病灶，患者入院后入睡困难，易觉醒。引起患者睡眠不佳的主要原因是

A. 环境改变

B. 焦虑情绪

C. 内分泌变化

D. 睡眠周期节律破坏

E. 病房不能吸烟

59. 患儿，11 岁，放羊时不慎从山上摔下，引起多处软组织损伤，入院时发现有头虱，护士应立即为患儿做的清洁护理是

A. 床上洗发

B. 淋浴或盆浴

C. 床上擦浴

D. 口腔护理

E. 百部酊灭虱

60. 患者，女，45 岁，下班后感到心慌，数脉搏发现每隔 2 个正常的搏动后出现 1 次过早的搏动，此脉搏是

A. 二联律

B. 三联律

C. 脉律异常

D. 间歇脉

E. 脉搏短绌

61. 患者，女，24 岁，长期口角糜烂，最可能缺乏的营养素是

A. 维生素 B_1

B. 维生素 B_2

C. 维生素 B_6

D. 维生素 B_{12}

E. 维生素 PP

62. 患者，男，23 岁，急性胃肠炎，腹痛，怕冷，可以在患者腹部

A. 放置热水袋

B. 湿热敷

C. 红外线照射

D. 湿冷敷

E. 乙醇按摩

63. 患者，男，56 岁，患尿毒症，精神萎靡，下腹无胀满，24h 尿量为 60ml，患者的排尿状况是属于

A. 正常

B. 尿潴留

C. 少尿

D. 尿闭

E. 尿量偏少

64. 患者，男，40 岁，因车祸导致臀部深部组织感染，需用苯扎溴铵溶液冲洗伤口，现有 5% 苯扎溴铵 10ml，配制伤口冲洗液，应加蒸馏水至

A. 1250ml

B. 1000ml

C. 750ml

D. 500ml

E. 250ml

65. 患者，男，60 岁，在商场购买物品时，突然发作心绞痛，给予硝酸甘油的最佳途径是

A. 吸入

B. 皮下注射

C. 舌下含服

D. 口服

E. 静脉注射

66. 患者，男，36 岁，因支原体肺炎入院，予以红霉素静脉滴注，用药 3d 后，注射部位沿静脉走向出现条索状红线，伴红、肿、热、痛，下列护理措施不妥的是

A. 抬高患侧肢体

B. 局部给予理疗

C. 硫酸镁湿热敷

D. 增加患肢活动

E. 更换注射部位

67. 患者，男，52 岁，有胃溃疡病史，近日来上腹部疼痛加剧，患者可食用的菜谱是

A. 卷心菜，五香牛肉

B. 菠菜，红烧青鱼

C. 茭白，炒鸡蛋

D. 油豆腐，鸡血汤

E. 青菜，炒猪肝

68. 患者，男，63 岁，晨起取牛奶的路上突然摔倒，意识丧失，大动脉搏动消失。此时恰巧被护士遇到，请问对该患者应立即采取的措施是

A. 呼叫医师迅速来抢救

B. 呼叫 120 或 999 来抢救

C. 立即送回医院实施抢救

D. 先畅通呼吸道，再行人工呼吸、人工循环

E. 先人工呼吸、人工循环，再畅通呼吸道

69. 患者，男，54 岁，患胰腺癌广泛转移，病情日趋恶化，患者对医务人员工作不满，常对其陪伴亲属发脾气。该患者的心理反应处于

A. 忧郁期

B. 愤怒期

C. 协议期

D. 否认期

E. 接受期

70. 护士在与患者交流时，注意力集中、耐心，不随便打断患者的谈话，是应用沟通技巧的

A. 沉默

B. 参与

C. 倾听

D. 核对

E. 反应

71. 医疗诊断阐述的对象是

A. 有关个人对生活环境反应的判断

B. 有关个人对医疗技术反应的判断

C. 个人家庭社会对健康问题反应的判断

D. 个人身体病理生理变化的判断

E. 有关个人对生命照顾反应的判断

72．无菌溶液打开未用完，消毒瓶口、瓶塞盖好后，其有效保存期是
A．4h
B．24h
C．3d
D．7d
E．20d

73．腰椎穿刺术后应使患者采取
A．左侧卧位和头低足高位
B．右侧卧位和头低足高位
C．去枕平卧位
D．端坐位
E．俯卧位

74．对患者进行人际关系、经济状况、生活方式的评估属于
A．心理评估
B．病理评估
C．认知评估
D．感知评估
E．社会评估

75．为患者进行治疗和护理时应加强无菌观念，避免动作粗暴防止发生
A．医源性损伤
B．跌倒
C．烫伤
D．采用保护措施
E．微波

76．护士为患者查体时应采用
A．亲密距离
B．个人距离
C．工作距离
D．公众距离
E．社会距离

77．与患者正式交谈的主要特点是
A．谈话环境安静
B．谈话主题明确
C．交谈气氛轻松、自然

D．语句表达随意、开放
E．交流信息可靠、随机

78．传染病室空气的终末消毒应选用
A．戊二醛
B．甲醛
C．碘酊
D．氯胺
E．氯己定

79．大量输血后易导致出血倾向是由于
A．库存血中血小板破坏
B．血钙浓度降低
C．酸性物质增多
D．钾离子浓度增高
E．钠离子浓度增高

80．切开引流的橡胶管消毒用
A．高压蒸汽灭菌
B．煮沸
C．干热
D．流动蒸汽
E．消毒液浸泡

二、以下提供若干个案例，每个案例下设若干个考题。请根据各考题题干所提供的信息，在每题下面的A、B、C、D、E五个备选答案中选择一个最佳答案，并在答题卡上将相应题号的相应字母所属的方框涂黑。

（81～84题共用题干）
　　患者，男，55岁，急性心肌梗死发作，胸骨后压榨性疼痛、濒死感、大汗。后经医院救治疼痛缓解，病情稳定，可完成部分自理活动。医师建议行冠状动脉旁路移植手术。

81．患者疼痛缓解住院后，护士应首先满足的需要层次是
A．生理的需要
B．安全的需要
C．爱与归属的需要
D．尊重的需要

E. 自我实现的需要

82. 根据奥伦的自理模式，患者在心肌梗死急性发作时，护士应提供的护理补偿系统是
A. 治疗系统
B. 辅助系统
C. 支持教育系统
D. 部分补偿系统
E. 全补偿系统

83. 患者病情平稳后，部分自理能力恢复，此时根据奥伦的自理模式，护士应给予的护理补偿系统是
A. 全补偿系统
B. 部分补偿系统
C. 支持教育系统
D. 辅助系统
E. 治疗系统

84. 患者对行冠状动脉旁路移植手术担忧，感到恐惧，犹豫不决，此时护士应注意满足患者的需要层次是
A. 生理的需要
B. 安全的需要
C. 爱与归属的需要
D. 尊重的需要
E. 自我实现的需要

（85～87题共用题干）

患者，女，50岁，主诉头痛、发热、乏力、全身酸痛、恶心，面色潮红、皮肤干燥、发烫，呼吸音粗，体温38.5℃。

85. 属于客观资料的信息是
A. 头痛
B. 体温38.5℃
C. 乏力
D. 全身酸痛
E. 恶心

86. 此病的护理问诊重点是
A. 患者的文化程度和职业
B. 患者的既往病史和家庭史

C. 此次发病的诱因和症状
D. 患者的生活状况和自理程度
E. 心理和社会状况

87. 在收集健康资料时，未用到的方法是
A. 视觉观察
B. 触觉观察
C. 听觉观察
D. 嗅觉观察
E. 交谈

（88～89题共用题干）

女性，56岁，1年前诊断为冠心病，1h前胸骨后绞痛发作，并伴有胸闷、出冷汗，急查心电图提示窦性心律、ST段下降。

88. 患者住进急诊观察室，最早出现的心理反应是
A. 焦虑与震惊
B. 否认和怀疑
C. 退缩与抑制
D. 退化和依赖
E. 羞辱和罪恶感

89. 住院后，护士在鉴别主、客观资料时，属于客观资料的是
A. 胸部很痛、憋闷
B. 咽部肿胀、充血
C. 入睡困难、易醒
D. 食欲缺乏、不想吃饭
E. 全身感觉不舒服

（90～91题共用题干）

患者，男，35岁，一次体检中发现收缩压在21.3kPa（160mmHg），连续监测1周，血压始终搏动在此数值之上

90. 患者血压数值符合的诊断是
A. 异常血压
B. 临界高血压
C. 临时高血压
D. 高血压

E. 偶尔高血压

91. 有关测量血压的描述**错误**的是

A. 测量血压前患者休息 10min

B. 患者取坐位或卧位

C. 测量时使肱动脉与心脏在同一水平

D. 袖带松紧度以放进 1 指为宜

E. 充气后以每秒 5kPa 的速度放气

（92～93 题共用题干）

患者，男，70 岁，肝昏迷前期，表现为意识错乱、睡眠障碍、行为失常

92. 此患者严重便秘，需行大量不保留灌肠，**禁用**的灌肠溶液是

A. 生理盐水

B. 1、2、3 溶液

C. 肥皂水

D. 0.9%氯化钠

E. 油剂

93. 禁用该溶液的原因是

A. 引起电解质平衡失调

B. 易发生腹胀

C. 导致腹泻

D. 对肠黏膜刺激性大

E. 减少氨的产生和吸收

（94～96 题共用题干）

患者，男，38 岁，肛周脓肿，医嘱青霉素过敏试验，阴性后，肌内注射 160 万 U 青霉素。

94. 青霉素过敏试验液使用时临时配制的主要目的是

A. 防止药物失效

B. 防止药物污染

C. 防止效价降低

D. 减少青霉烯酸产生

E. 减少青霉噻唑蛋白产生

95. 为患者准备药物时**不正确**的做法是

A. 认真查对青霉素的试验结果

B. 认真检查一次性输液器、注射器

C. 药物应充分溶解并抽吸干净

D. 严格执行无菌操作原则

E. 在患者来门诊前抽好药物备用

96. 有关肌内注射青霉素的叙述**错误**的是

A. 可在双侧臀部交替注射

B. 避免在有硬结的部位注射

C. 勿将针梗全部刺入

D. 注射后患者可立刻回家

E. 不可随意加大使用剂量

（97～100 题共用题干）

患者，男，68 岁，脑血栓，医嘱静脉注射 10%葡萄糖酸钙 10ml st。

97. 最先做的准备工作是

A. 检查药瓶的标签是否合要求

B. 选择合适的注射器

C. 准备其他物品

D. 选择血管

E. 认真核对医嘱

98. 静脉注射后，下列哪项做法**不对**

A. 注射后再次核对药物

B. 注射后快速拔出针头

C. 嘱患者横向按压皮肤进针点

D. 嘱患者纵向按压血管进针点

E. 再次询问患者有无不适

99. 静脉注射推药后**不正确**的做法是

A. 固定注射针头

B. 注射时速度可以稍快

C. 使患者保持舒适位置

D. 随时观察患者有无不适

E. 再次核对所使用药物

100. 在静脉注射中**错误**的做法是

A. 认真执行"三查八对"

B. 选择手背粗、直、有弹性的血管穿刺

C. 止血带扎在穿刺点 6cm 以上

D. 消毒皮肤可选用 5%的碘伏

E. 穿刺时针梗与皮肤成 30°～40°

模拟试卷二

一、以下每一道考题下面有 A、B、C、D、E 五个备选答案。请从中选择一个最佳答案，并在答题卡上将相应题号的相应字母所属的方框涂黑。

1. 抢救物品管理的"五定"，**不包括**
A. 定数量品种
B. 定期更换
C. 定人保管
D. 定点放置
E. 定期检查维修

2. 帮助患者坐轮椅，下列哪项操作是**错误**的
A. 检查轮椅性能是否完好
B. 拉起车闸固定车轮
C. 尽量使患者身体靠前坐
D. 将椅背与床尾平齐，翻起脚踏板
E. 患者坐稳后放下脚踏板

3. 影响舒适的身体方面因素，**不包括**
A. 疾病造成的症状和体征
B. 焦虑
C. 活动受限
D. 体位不当
E. 身体不洁

4. 为了准确观察患者的血压，测量时应尽量做到"四定"，即
A. 定时间、定部位、定体位、定血压计
B. 定时间、定部位、定体位、定记录格式
C. 定时间、定体位、定部位、定袖带
D. 定时间、定部位、定血压计、定人员
E. 定时间、定体位、定部位、定听诊器

5. 下列哪项描述的是一种宁静、安详、无焦虑及无拘无束的状态
A. 舒适

B. 休息
C. 活动
D. 睡眠
E. 放松

6. 预防压疮时，为缓解对局部的压迫**不宜**使用
A. 海绵垫
B. 橡皮气圈
C. 气垫褥
D. 水褥
E. 海绵褥

7. 患者不慎咬破体温计，下列哪项处理**错误**
A. 禁服粗纤维食物
B. 口服蛋清水
C. 病情允许可服用韭菜等粗纤维的食物
D. 立即清除玻璃碎屑
E. 口服牛奶

8. **不属于**护理理论4个基本概念的是
A. 人
B. 保健
C. 健康
D. 环境
E. 护理

9. 当患者出院时使用下列哪种语言**不妥**
A. 请按时服药
B. 请定期检查
C. 欢迎再来
D. 请多保重
E. 慢走，注意安全

10. 在护患关系建立初期，护患关系发展的主要任务是
A. 对患者收集资料

B．确定患者的健康问题

C．与患者建立信任关系

D．为患者制订护理计划

E．为患者解决健康问题

11．少尿是指 24h 尿量少于

A．50ml

B．200ml

C．400ml

D．100ml

E．300ml

12．为肢体外伤的患者穿脱衣服的顺序是

A．先脱健肢，先穿患肢

B．先脱患肢，先穿患肢

C．后脱患肢，后穿患肢

D．先脱健肢，先穿健肢

E．先脱患肢，先穿健肢

13．患者长期取仰卧位时最易发生压疮的部位是

A．坐骨结节处

B．骶尾部

C．肩胛骨

D．大转子处

E．第 7 颈椎

14．留 24h 尿标本时加入甲醛的作用是

A．固定尿中有机成分

B．防止尿液中的激素被氧化

C．防止尿液被污染变质

D．保持尿液中的化学成分不变

E．防止尿液改变颜色

15．治疗肝性脑病，灌肠时应**禁用**

A．生理盐水

B．肥皂水

C．新霉素液

D．弱酸性溶液

E．液状石蜡

16．为患者做床上擦浴时，下列哪步环节发

生**错误**

A．关闭门窗，遮挡患者

B．不可给予破损便盆

C．水温为 40～45℃

D．按顺序擦拭脸、颈、全身

E．用 50%乙醇按摩骨隆突处

17．有关超声雾化吸入的目的**不正确**的叙述是

A．预防感染

B．解除痉挛

C．稀释痰液

D．消除炎症

E．缓解缺氧

18．大量输注库存血后要防止发生

A．碱中毒和低钾血症

B．酸中毒和低钾血症

C．碱中毒和高钾血症

D．酸中毒和高钾血症

E．低钾血症和低钠血症

19．无菌持物钳的正确使用方法是

A．可夹取任何无菌物品

B．门诊换药室的无菌钳，每周消毒一次

C．使用时持物钳钳端向上，不可跨越无菌区

D．取放无菌持物钳时，钳端应闭合

E．到远处取物时应速去速回

20．发生青霉素过敏性休克时，临床常最早出现的症状是

A．烦躁不安、血压下降

B．四肢麻木、头晕眼花

C．意识丧失、尿便失禁

D．腹痛、腹泻

E．喉头水肿、呼吸道症状

21．遇有机物时放出新生氧气，能抗菌除臭的漱口溶液是

A．1%～3%过氧化氢

B．2%～3%硼酸

C．0.1%醋酸

D．0.02%呋喃西林

E．复方硼酸

22．关于沐浴法的叙述正确的是

A．浴室温度在 20℃ 左右

B．水温调节在 38～40℃

C．应在餐后 30min 进行

D．浴室应闩门以保证安全

E．创伤患者不宜淋浴

23．预防压疮时，为缓解对局部的压迫**不宜**使用

A．海绵垫

B．气垫褥

C．海绵褥

D．水褥

E．橡胶气圈

24．可引起患者脉压差增大的疾病是

A．心包积液

B．缩窄性心包炎

C．主动脉瓣关闭不全

D．低血压

E．主动脉瓣狭窄

25．测量血压的方法**不正确**的是

A．测量前患者需休息片刻

B．袖带松紧以能放入一指为宜

C．袖带下缘应距肘窝 2～3cm

D．听诊器胸件置于肘横纹下 2cm 处

E．放气以每秒 0.5kPa 的速度使汞柱缓慢下降

26．属于脂溶性的维生素是

A．维生素 K

B．维生素 C

C．维生素 B_1

D．维生素 PP

E．维生素 B_6

27．应给予鼻饲饮食的患者是

A．婴幼儿

B．经常呕吐者

C．拒绝进食者

D．食欲缺乏者

E．拔牙者

28．持续用冷时间过长会产生继发效应，使收缩的小动脉扩张，降低治疗冷疗效果。出现小动脉扩张的用冷时间是

A．10～20min

B．30～60min

C．70～80min

D．90～120min

E．＞120min

29．乙醇擦浴时，**禁忌**擦拭的部位是

A．头部和四肢

B．手掌和肘窝

C．腋窝和腹股沟

D．前胸和腹部

E．两侧肾区

30．长期留置导尿管的患者，出现尿液浑浊、沉淀或结晶时应

A．经常清洁尿道口

B．膀胱内用药

C．热敷下腹部

D．进行膀胱冲洗

E．经常更换卧位

31．对尿液颜色描述，正确的是

A．胆红素尿呈棕红色

B．乳糜尿呈乳白色

C．肾癌尿液呈黄褐色

D．脓尿呈酱油色

E．溶血反应的尿液呈红色

32．对病毒性肝炎患者使用过的化纤织物，最好的消毒方法是

A．环氧乙烷气体消毒

B．紫外线照射

C．氯胺喷雾

D．过氧乙酸浸泡

E．高压蒸汽灭菌

33. 对芽胞无效的化学消毒剂是
A. 环氧乙烷
B. 碘伏
C. 过氧乙酸
D. 甲醛
E. 戊二醛

34. 无菌持物钳的正确使用方法是
A. 可夹取任何物品
B. 取放无菌持物钳时，钳端应闭合
C. 门诊换药室的无菌钳每周消毒1次
D. 到远处取物时应速去速回
E. 持物钳钳端向上，不可跨越无菌区

35. 某传染病病室，长5m、宽4m、高4m，用纯乳酸进行空气消毒，纯乳酸的用量是
A. 9.6ml
B. 7.2ml
C. 6.4ml
D. 4.2ml
E. 2.4ml

36. 有关超声雾化吸入目的，正确的是
A. 抑制细胞活性改善通气
B. 减少局部血液改善通气
C. 降低神经细胞兴奋性改善通气
D. 刺激神经末梢改善通气
E. 解除呼吸道痉挛改善通气

37. 有关无痛注射正确的叙述是
A. 患者注意力要集中
B. 刺激性强的药物先注射
C. 取侧卧位，上腿弯曲
D. 推注药物的速度要匀而快
E. 刺激性强的药物做深部注射

38. 发口服药注意事项中，正确的内容是
A. 服酸性药物前要漱口
B. 铁剂药物宜浓茶水送服
C. 促进食欲药物宜饭后服
D. 磺胺类的药物宜多饮水
E. 对胃黏膜有刺激性药物宜饭前服

39. 如再次使用同批号青霉素注射时，免做过敏试验要求间断时间**不超过**
A. 1d
B. 3d
C. 5d
D. 7d
E. 14d

40. 为肺水肿患者进行加压吸氧的主要目的是
A. 降低动脉血氧分压增加毛细血管渗出
B. 增加肺泡内泡沫的表面张力
C. 使肺泡内压力增高减少肺泡毛细血管渗液
D. 降低肺泡表面张力改善肺部气体交换
E. 增加肺泡毛细血管渗出液的产生

41. 大量输注库存血时要防止发生
A. 碱中毒和低钾血症
B. 碱中毒和高钾血症
C. 低钾血症和低钠血症
D. 酸中毒和低钾血症
E. 酸中毒和高钾血症

42. 护士为患者输血前**不需要**的准备工作是
A. 做血型鉴定及交叉配血试验
B. 库存血需在室温下放置20min后再输入
C. 必须2人核对有关项目
D. 先输入复方氯化钠溶液
E. 血液从血库取出后勿剧烈振荡

43. 留24h尿标本做17-羟类固醇检查，为防止尿中激素被氧化，其标本应加的防腐药是
A. 甲苯
B. 浓盐酸
C. 甲醛
D. 稀盐酸
E. 亚硝酸钠

44. **不属于**抢救室必需的设备是
A. 除颤器
B. 壁灯
C. 抢救车
D. 电源插座

E. 木板 1 块

45. 患者 PaO$_2$ 为 68mmHg，SaO$_2$80%，此时患者的临床为

A. 呼吸困难

B. 极度呼吸困难

C. 明显发绀，昏迷

D. 轻度发绀，神志不清

E. 无发绀，神志清楚

46. 因口服药物引起急性中毒的患者，意识清醒时应首选

A. 口服催吐洗胃法

B. 漏斗胃管洗胃法

C. 注洗器胃管洗胃法

D. 自动洗胃机洗胃法

E. 药物导泻清除法

47. 对猝死患者进行心肺复苏时，其基本生命支持的内容是

A. 人工呼吸，人工循环，药物治疗

B. 病情估计，人工呼吸，人工循环

C. 人工循环，开放呼吸道，人工呼吸

D. 人工呼吸，人工循环，脑复苏

E. 开放呼吸道，人工呼吸，心脏除颤

48. 脑水肿濒死期患者常出现高热不退，其主要原因是

A. 丘脑下部受抑制

B. 延髓受抑制

C. 脑桥下部受抑制

D. 小脑受抑制

E. 脊髓受抑制

49. 护士在处理医嘱时应先执行

A. 新开长期医嘱

B. 即刻医嘱

C. 定期执行的医嘱

D. 长期备用医嘱

E. 停止医嘱

50. 制定医院分级护理的主要依据是

A. 年龄

B. 性别

C. 病种

D. 病情

E. 自理能力

51. 患者，男，55岁，脑血管意外，意识不清，长期卧床。根据奥伦的自理模式，护士提供的护理应属于

A. 全补偿系统

B. 部分补偿系统

C. 支持系统

D. 教育系统

E. 辅助系统

52. 患者，男，60岁，因肺炎入院。入院后遵医嘱给予对病抗感染输液治疗。患者3年前脑卒中，右侧肢体瘫痪，生活不能自理。下列属于依赖性护理措施的是

A. 协助患者完成日常自理活动

B. 遵医嘱给予对症抗感染输液治疗

C. 给予患者和家属健康指导

D. 减轻患者的焦虑

E. 小量灌肠，缓解便秘

53. 患者，女，80岁，肿瘤晚期，全身极度衰竭，意识有时模糊。为安慰患者，护士与其交流时应使用的距离是

A. 亲密距离

B. 个人距离

C. 社会距离

D. 工作距离

E. 公众距离

54. 患者，女，60岁，腹胀、腹痛、嗳气，近日下蹲或腹部用力时，出现不由自主的排尿。对新出现症状正确的护理诊断是

A. 功能性尿失禁：与膀胱过度充盈有关

B. 功能性尿失禁：与腹压升高有关

C. 反射性尿失禁：与膀胱收缩有关

D. 完全性尿失禁：与神经传导功能减退有关

E. 压迫性尿失禁：与膀胱括约肌功能减退有关

55. 患者，男，70岁，心前区压榨样疼痛3min，请示医师应立即给予的药物是

A. 0.1%肾上腺素

B. 阿托品

C. 毛花苷丙

D. 地高辛

E. 硝酸甘油

56. 患者，男，65岁，因脑卒中急诊入院。经过2周治疗病情稳定，医师下医嘱出院，患者仍有左侧上、下肢麻木，活动受限等症状。护士做出院指导其内容不应包括

A. 注意情绪稳定生活规律

B. 注意饮食调理

C. 每天饮酒两杯达到活血目的

D. 掌握药物服用知识

E. 进行肢体功能锻炼

57. 患者，男，26岁，在作业中不慎从高空坠落，头部着地，出现头痛、呕吐而急诊入院。为预防脑水肿，降低颅内压，应采取的体位是

A. 平卧位

B. 头高足低位

C. 半坐卧位

D. 头低足高位

E. 俯卧位

58. 患者，女，35岁，丈夫因车祸突然去世后出现活动受限，生活不能自理等。其主要原因是

A. 神经系统功能受损

B. 心理因素

C. 全身乏力

D. 生理因素

E. 严重疾病

59. 患者，男，72岁，下肢瘫痪，近期发现其骶尾部呈紫红色，皮下有硬结和水疱，患者的压疮处于

A. 淤血红润期

B. 炎性红润期

C. 炎性浸润期

D. 淤血浸润

E. 溃疡期

60. 患儿，3岁，不慎将花生米误吸入气管，出现三凹征，其呼吸困难为

A. 吸气性呼吸困难

B. 呼吸性呼吸困难

C. 混合性呼吸困难

D. 浅表性呼吸困难

E. 节律性呼吸困难

61. 患儿，7岁，近2个月来出现异食癖，喜食煤渣，患儿缺乏的营养素是

A. 钙

B. 铁

C. 镁

D. 钾

E. 锌

62. 患者，女，20岁，距小腿关节扭伤12h，经检查局部肿胀、疼痛明显，需进行冷敷，其目的是

A. 减轻深部组织充血

B. 促进炎症局限

C. 减轻局部出血、疼痛

D. 使局部血管扩张减轻充血

E. 促进末梢循环

63. 患者，女，30岁，于23：00顺利分娩一女婴，至次晨3：00未排尿，主诉下腹胀痛难忍，查体发现膀胱高度膨胀。对该产妇的护理不妥的是

A. 立即施行导尿术

B. 协助其坐起排尿

C. 用温水冲会阴

D. 用手轻轻按摩下腹部

E. 让其听流水声

64．患者，男，59 岁，心慌、气短、面色发绀，长期服用洋地黄类药物，护士在每次发药前应特别注意的是

A．核对患者的床号、姓名
B．叮嘱患者在饭后服药
C．测量患者的脉搏
D．备足够量的温开水
E．发药到口

65．患者，男，36 岁，尿糖（++），血糖 11.1mmol/L，医嘱普通胰岛素 8U 午饭前 30min 皮下注射，饭前的外文缩写是

A．am
B．pm
C．pc
D．ac
E．hs

66．患者，男，44 岁，因进食烙饼，食管静脉破裂出血约 1000ml，输入大量库存血后，出现心率缓慢、手足搐搦，血压下降、伤口渗血，出现以上症状的有关因素是

A．血钾升高
B．血钾降低
C．血钙升高
D．血钙降低
E．血钠降低

67．患者，男，25 岁，体温 39.5～39.9℃ 1 周，脉搏 102 次/分，呼吸 28 次/分，怀疑为败血症，需做血培养，其目的是

A．测定血清酶
B．查找致病菌
C．测定非蛋白氮含量
D．测定电解质
E．测定肝功能

68．患者，女，66 岁，患者胸闷气短，杵状指（趾）、桶状胸，叩诊过清音，听诊呼吸音减弱、P_2 亢进，胸透见右心室增大。最佳的吸氧方式是

A．持续高流量吸氧
B．间断中流量吸氧
C．持续低流量吸氧
D．间断高流量吸氧
E．间断低流量吸氧

69．患者，男，70 岁，胃癌晚期，不能进食，进水后呕吐，身体极度衰竭，对周围事物无兴趣，进入嗜睡状态，患者此时心理反应是属于

A．否认期
B．愤怒期
C．协议期
D．忧郁期
E．接受期

二、以下提供若干个案例，每个案例下设若干个考题。请根据各考题题干所提供的信息，在每题下面的 A、B、C、D、E 五个备选答案中选择一个最佳答案，并在答题卡上将相应题号的相应字母所属的方框涂黑。

（70～72 题共用题干）

患儿，5 岁，因患麻疹收入传染病院，经治疗后病情好转，但仍因没有小朋友一起玩而闷闷不乐。

70．此时患儿未满足的基本需要是

A．生理的需要
B．安全的需要
C．爱与归属的需要
D．尊重的需要
E．自我实现的需要

71．根据艾瑞克森的心理社会发展学说，此年龄段患儿主要解决的危机是

A．信任—不信任
B．自主—羞愧
C．勤奋—自卑
D．主动—内疚
E．自我认同—角色紊乱

72. 如患儿危机解决不良，可能出现的人格障碍是
A. 对他人不信任、退缩
B. 缺乏自信、消极、过于限制自己的活动
C. 自私、纵容自己、缺乏责任心
D. 角色紊乱、缺乏生活目标、甚至堕落
E. 缺乏人际交往能力、逃避责任

（73～75题共用题干）

患者，女，27岁，面色苍白、无力、活动后心悸，血红蛋白8g/L，厌食动物性食品，每天摄入热量1 000kcal。

73. 患者主要的健康问题是
A. 疲乏
B. 活动无耐力
C. 躯体移动障碍
D. 营养失调：低机体需要量
E. 营养失调：潜在低机体需要量

74. 导致健康问题的直接病因是
A. 缺乏紫外线照射
B. 睡眠不足
C. 缺乏体力锻炼
D. 神经性厌食导致营养不良
E. 偏食

75. 制订护理措施的方向是
A. 加强锻炼，增加光照时间
B. 保证睡眠时间
C. 教育患者改善饮食习惯
D. 提高烹调技术
E. 加强用药指导

（76～77题共用题干）

患者，男，82岁，支气管哮喘急性发作。遵医嘱给予雾化吸入治疗。

76. 能解除支气管痉挛的药物是
A. 糜蛋白酶
B. 乙酰半胱氨酸
C. 氨茶碱

D. 地塞米松
E. 庆大霉素

77. 使用超声雾化吸入器时，操作**不正确**的是
A. 认真"三查八对"
B. 水槽加入生理盐水
C. 水量浸没透声膜
D. 患者衔住口含器，做深吸气
E. 吸入器连续使用时，间隔30min

（78～79题共用题干）

患者，女性，75岁，双下肢瘫痪卧床1年。2d前骶尾部出现3cm×4cm的红色斑，局部麻木、疼痛，每2小时翻身1次无缓解

78. 患者局部出现的情况是
A. 烫伤
B. 炎症
C. 压疮
D. 疖肿
E. 挫伤

79. 发生功能障碍的是
A. 皮肤
B. 骨骼、关节
C. 新陈代谢
D. 泌尿系统
E. 循环系统

（80～83题共用题干）

患者，男，50岁，收缩压21.6kPa（162mmHg），舒张压12.8kPa（96mmHg），血脂偏高，劳累后感到心前区疼痛，休息后可缓解，心电图检查T波低平。

80. 有关患者病情描述，**不正确**的是
A. 患者血压为高血压
B. 患者血压为临界高血压
C. 患者脉压增大
D. 患者多有动脉硬化
E. 心前区疼痛为心肌缺血所致

81. 患者左上肢正在输液, 护士为其测量右侧上肢血压, 右上肢血压通常比左上肢高
A. 1kPa (7.5mmHg)
B. 1.3~2.6kPa (10~20mmHg)
C. 2.8~3.1kPa (21~23mmHg)
D. 3.2~4.0kPa (24~30mmHg)
E. 4.1~5.0kPa (31~40mmHg)

82. 血压计袖带下缘距肘横纹的距离是
A. 0.5~1cm
B. 1.5cm
C. 2~3cm
D. 4~5cm
E. 6cm

83. 患者对自己的血压情况有些紧张, 护士在为其进行健康指导, **错误**的做法是
A. 嘱患者注意休息
B. 避免情绪激动
C. 低盐饮食
D. 安慰患者
E. 可少量饮酒

84. 护士为患者做健康宣教时应采用
A. 亲密距离
B. 个人距离
C. 工作距离
D. 公众距离
E. 社会距离

85. 护理诊断阐述的是护理对象
A. 有关个人对生活环境反应的判断
B. 有关个人对医疗技术反应的判断
C. 个人家庭社会对健康问题反应的判断
D. 个人身体病理生理变化的判断
E. 有关个人对生命照顾反应的判断

86. 压力蒸汽灭菌后的无菌物品, 其有效保存期是
A. 4h
B. 24h
C. 3d

D. 7d
E. 20d

87. 发生空气栓塞时, 应立即使患者采取
A. 左侧卧位和头低足高位
B. 右侧卧位和头低足高位
C. 去枕平卧位
D. 端坐位
E. 俯卧位

88. 对患者进行思想、情感、动机、精神状态、人格类型、应激水平的评估属于
A. 心理评估
B. 病理评估
C. 认知评估
D. 感知评估
E. 社会评估

89. 病区洗手间的环境对患者身体安全最有威胁的常见因素是
A. 医源性损伤
B. 跌倒
C. 烫伤
D. 采用保护措施
E. 微波

90. 和患者非正式交谈的主要特点是
A. 谈话环境安静
B. 谈话主题明确
C. 交谈气氛轻松、自然
D. 语句表达随意、开放
E. 交流信息可靠、随机

91. 病室物品表面擦拭消毒时应选用
A. 戊二醛
B. 甲醛
C. 碘酊
D. 氯胺
E. 氯己定

92. 大量输血后, 发生手足抽搐是由于
A. 库血中血小板破坏

B. 血钙浓度降低

C. 酸性物质增多

D. 钾离子浓度增高

E. 钠离子浓度增高

93. 敷料消毒用

A. 高压蒸汽灭菌

B. 煮沸

C. 干热

D. 流动蒸汽

E. 消毒液浸泡

（94～95 题共用题干）

患者，女，25 岁，因子宫肌瘤行子宫次全切除术，术前医嘱留置导尿管

94. 术前留置导尿的主要目的是

A. 测量膀胱容量

B. 鉴别有无尿闭

C. 减轻患者痛苦

D. 排空膀胱，避免术中误伤

E. 记录尿量，观察肾功能

95. 患者怕羞、怕痛苦、怕感染而拒绝插导尿管时，护士采取的护理措施不妥的是

A. 耐心解释插管的目的

B. 插管时用屏风遮挡患者

C. 说明留置尿管的注意事项

D. 插管时动作宜轻柔

E. 报告医师改用其他方法

（96～98 题共用题干）

患者，男，暴饮暴食后出现腹部正中刀割样疼痛，不能忍受，伴有恶心、呕吐，诊断为急性胰腺炎，给予禁食、胃肠减压，胃肠外营养支持治疗，2 周后病情稳定改为要素饮食

96. 给该患者要素饮食过程中的正确做法是

A. 从高浓度、大剂量开始

B. 溶液温度应保持在 35℃

C. 若停用应逐渐减量

D. 鼻饲过程中出现恶心、呕吐应立即停用

E. 长期使用时无须补充维生素

97. 该患者要素饮食的特点不包括

A. 营养价值高

B. 营养成分全面

C. 肠道直接吸收

D. 不需经过消化

E. 含少量纤维素

98. 根据世界卫生组织（WHO）对疼痛程度的分级，该患者发病时的疼痛属于

A. 0 级

B. 1 级

C. 2 级

D. 3 级

E. 4 级

（99～100 题共用题干）

黄先生，30 岁，5d 前右脚曾被钉子扎伤经处理。近日遇光及听到声响后，出现牙关紧闭，角弓反张等症状，诊断为破伤风。

99. 对该患者的护理护士应做到

A. 白天拉开窗帘，保持病室光线花足

B. 做治疗查对床号姓名时应大声呼唤

C. 减少出入该病房次数

D. 使用约束带防止角弓反张

E. 用过的敷料先清洗后灭菌

100. 该患者对病房环境的要求是

A. 保持病房安静

B. 避免病房光线太暗

C. 冬季室温保持在 16～20℃

D. 可住在大病房

E. 可让患者听广播

模拟试卷三

一、以下每一道考题下面有 A、B、C、D、E 五个备选答案。请从中选择一个最佳答案，并在答题卡上将相应题号的相应字母所属的方框涂黑。

1. 下列哪项**不属于**非语言性沟通
 A. 面部表情
 B. 身体运动
 C. 健康宣教资料
 D. 手势
 E. 身体姿势

2. 属于主观方面的健康资料是
 A. 血压 16.3/10.6kPa
 B. 骶尾部皮肤破损 1cm×2cm
 C. 肌张力三级
 D. 头晕脑胀
 E. 膝关节红肿、压痛

3. 关于护理程序的论述正确的概念是
 A. 是一种护理工作的分工类型
 B. 是一种护理工作的简化形式
 C. 是一种技术操作的程序
 D. 是一种系统地解决护理问题的方法
 E. 是一种护理活动的循环过程

4. 自我照顾模式的创建者是
 A. 纽曼
 B. 汉斯·席尔
 C. 奥伦
 D. 佩皮劳
 E. 马斯洛

5. 对患者进行心理社会评估采用的最主要方法是
 A. 体格检查
 B. 交谈和观察

C. 阅读相关资料
 D. 心理社会测试
 E. 使用疼痛评估工具

6. 门诊发现传染患者时应立即采取的是
 A. 安排患者提前就诊
 B. 将患者隔离诊治
 C. 进行卫生宣教与候诊教育
 D. 转急诊室处理
 E. 消毒候诊环境

7. 当个体发生疾病时，采取的第三线防卫是
 A. 正确对待问题
 B. 向朋友寻求帮助
 C. 寻求医护人员的帮助
 D. 正确对待情感
 E. 减少压力的生理性影响

8. 下列哪项**不属于**住院处的护理工作
 A. 办理入院手续
 B. 根据病情进行卫生处置
 C. 介绍入院须知
 D. 通知病区接受患者
 E. 护送患者入病区

9. 能提高人的注意力和警惕性，使人处于一种有益于学习的状态，有助于应付各种情境和总结经验的焦虑属于
 A. 心神安定
 B. 安康状态
 C. 轻度焦虑
 D. 中度焦虑
 E. 重度焦虑

10. 病区良好的社会环境**不包括**
 A. 建立良好的护患关系
 B. 病室环境清洁，整齐

C．老患者对新患者的关心

D．保护患者的隐私权

E．患者家属对患者的关心

11．为 2 岁以下的婴幼儿做肌内注射时，**不恰当**的做法是

A．注射时固定肢体

B．勿将针梗全部刺入

C．注射时固定针头

D．选择臀大肌注射

E．注射部位交替使用

12．防止血标本溶血的措施，**不包括**

A．选用干燥注射器和针头

B．避免过度振荡

C．采血后去针头沿管壁将血液和泡沫缓慢注入

D．标本应及时送检

E．需全血标本时，应采用抗凝管

13．护士巡视病房，发现患者静脉输液的溶液不滴，挤压时感觉输液管有阻力，松手时无回血，此种情况是

A．输液压力过低

B．针头滑出血管外

C．针头斜面紧贴血管壁

D．静脉痉挛

E．针头阻塞

14．输液引起肺水肿的典型症状是

A．发绀，胸闷

B．胸痛，咳嗽

C．面色苍白，血压下降

D．心悸，烦躁不安

E．呼吸困难，咳粉红色泡沫样血痰

15．大量腹水的患者最宜采取的体位是

A．平卧位

B．侧卧位

C．坐位

D．半卧位

E．头高足低位

16．青霉素注射液要求现用现配，其主要目的是防止

A．污染

B．出现沉淀

C．产生青霉烯酸

D．产生致热物质

E．出现结晶

17．做口腔真菌培养时，采取分泌物的部位宜在

A．两侧腭弓

B．扁桃体

C．舌苔部

D．溃疡面

E．咽部

18．溶血反应发生时，护士首先应

A．立即停止输血

B．通知医师

C．测量血压及尿量

D．静脉滴注 4％碳酸氢钠

E．皮下注射肾上腺素

19．佩皮劳将护患关系的发展分为 4 个时期，其中**不包括**

A．熟悉期

B．确定期

C．开拓期

D．解决期

E．结束期

20．为小儿吸痰时，负压一般不宜超过

A．100mmHg

B．200mmHg

C．300mmHg

D．400mmHg

E．500mmHg

21．易导致压疮发生的护理措施是

A．患者身体空隙处垫软枕、气垫褥

B．患者身体下垫橡皮单，以保护床单

C．及时为患者更换尿湿的床单和衣裤

D. 使用石膏固定患者，观察肢端皮肤颜色

E. 翻身时应抬起患者，避免拖、推动作

22. 对头虱者剪下的头发，最佳处理方法是
A. 包入纸内扔掉
B. 用纸包裹后焚烧
C. 在消毒液中浸泡
D. 进行高压灭菌处理
E. 用开水煮沸

23. 脉搏短绌正确的记录方式是
A. 心率/脉率/分
B. 脉率/心率/分
C. 心率/脉率/秒
D. 脉率/心率/秒
E. 脉率/心率

24. 昏迷患者出现鼾声呼吸，属于异常呼吸中的
A. 声响异常
B. 呼吸困难
C. 深浅度异常
D. 频率异常
E. 节律异常

25. 高血压与低血压患者护理措施有些相同，只针对高血压患者的护理措施是
A. 嘱患者休息
B. 注意观察生命体征
C. 避免情绪激动
D. 针对其发病原因给予处理
E. 及时与医师取得联系

26. ^{131}I检查前需采用忌碘饮食，禁食海带、紫菜、苔菜等高碘食物的时间为
A. 3d
B. 7d
C. 14d
D. 30d
E. 60d

27. 在给患者鼻饲插管时，如果患者出现呛咳，呼吸困难，正确处理的方法是
A. 嘱患者深呼吸，喝温开水
B. 休息片刻后嘱患者做吞咽动作
C. 托起患者头部，使下颌骨靠近胸骨柄
D. 停止操作，取消鼻饲
E. 拔出胃管休息，症状缓解后再重新插管

28. 应用冷疗的目的是
A. 降低神经末梢敏感性
B. 减轻深部组织的充血
C. 增加毛细血管通透性
D. 使毛细血管扩张
E. 加速血液循环

29. 面部危险三角区感染时，禁用热疗的主要原因是
A. 热疗可促进血液循环，加重皮下出血、肿胀和疼痛
B. 热疗可导致细菌入血，使炎症扩散，造成颅内感染
C. 受伤范围小，热疗不方便、效果差
D. 局部皮肤敏感性差，容易烫伤
E. 缓解疼痛后，会掩盖病情贻误诊断和治疗

30. 尿三杯检查时，三杯尿液均异常，提示病变部位在
A. 膀胱颈部或尿道
B. 膀胱或其以上部位
C. 膀胱颈部、三角区或后尿道
D. 肾盂或肾盏
E. 肾皮质

31. 长期留置导尿患者，需要定期更换导尿管的主要目的是
A. 锻炼膀胱反射功能
B. 使患者暂时休息
C. 防止导尿管老化、折断
D. 防止逆行感染
E. 保持尿液引流通畅

32. 灌肠前后分别排便一次，在体温单上的记录方法是

A. 2

B. 2/E

C. 1/E

D. 1/2E

E. 11/E

33. 大量不保留灌肠时，灌肠筒内液面距肛门的距离是

A. ＜20cm

B. ＜30cm

C. ＜35cm

D. 40～60cm

E. 70～80cm

34. 使用无菌容器正确的操作是

A. 盖的内面朝下，以便放置稳妥

B. 物品取出后，未污染的物品可放回

C. 手握容器边缘，以便持物牢靠

D. 开盖 30min 内盖好，以防污染

E. 手指不可触及容器内面及边缘

35. 2%碘酊消毒皮肤后，再用 75%乙醇脱碘需间隔的时间是

A. 30s

B. 20s

C. 10s

D. 5s

E. 60s

36. 每小时 1 次的外文缩写是

A. DC

B. pc

C. qh

D. ac

E. st

37. 容易潮解的口服药物是

A. 酵母片

B. 胃蛋白酶

C. 地西泮

D. 阿司匹林

E. 硝酸甘油

38. 超声雾化吸入特点是

A. 雾量恒定，方便使用

B. 雾滴细小但不均匀

C. 气雾滴随呼吸最终可以到达段支气管

D. 气雾通过导管随患者吸气达到肺泡

E. 产生气雾温度低，治疗后不易着凉

39. 臀部肌内注射选用连线法划分部位时，其注射区应选择髂前上棘与尾骨两点连线的

A. 外上 1/3 处

B. 外上 1/2 处

C. 中 1/3 处

D. 后 1/3 处

E. 后 1/2 处

40. 出现链霉素过敏反应时，使用葡萄糖酸钙的目的是

A. 收缩血管，增加外周阻力

B. 松弛支气管平滑肌

C. 使毒性症状减轻

D. 兴奋呼吸中枢

E. 缓解皮肤瘙痒

41. 静脉输液发生肺水肿，应立即停止输液，其后给予的最简便措施是

A. 呼吸机加压给氧

B. 及时与医师联系

C. 四肢轮流用止血带结扎

D. 使患者取端坐位两腿下垂

E. 静脉缓慢推注强心药

42. 颈外静脉穿刺时其正确的进针角度是持穿刺针与皮肤成

A. 45°进针，入皮后成 25°穿刺

B. 25°进针，入皮后成 45°穿刺

C. 60°进针，入皮后成 15°进针

D. 15°进针，入皮后成 60°进针

E. 30°进针，入皮后成 30°进针

43. 输血引起枸橼酸钠中毒反应的表现是

A. 寒战、发热、恶心、呕吐

B. 四肢麻木、腰背剧痛、胸闷

C. 手足抽搐、心率缓慢、出血倾向

D. 呼吸困难、咳粉红色泡沫样痰

E. 血管神经性水肿伴呼吸困难

44. 收集 24h 尿液测定肌酐、肌酸需加的防腐剂是

A. 液状石蜡

B. 稀盐酸

C. 40%甲醛

D. 浓盐酸

E. 甲苯

45. 取血气分析标本时应注意

A. 空腹采血

B. 找粗、直有静脉窦处的静脉进针

C. 止血带应扎于穿刺点上方 5cm

D. 穿刺毕用无菌纱布加压止血 5～10min

E. 常规消毒皮肤

46. 为糖尿病患者留尿做尿糖定量检查，采集尿标本的方法是

A. 留清晨第 1 次尿约 100ml

B. 随时留尿 100ml

C. 饭前留尿 100ml

D. 留 24h 尿

E. 用中段尿法留尿 5ml

47. 气管内吸痰时，每次插管吸痰时间**不宜**超过

A. 5s

B. 10s

C. 15s

D. 1.5min

E. 15min

48. 患者需吸入的氧气浓度为 45%，氧流量应调节为每分钟

A. 4L

B. 5L

C. 6L

D. 7L

E. 8L

49. 现场抢救猝死患者，首选的方法是

A. 口对口人工呼吸

B. 口对鼻人工呼吸

C. 仰卧压胸人工呼吸

D. 俯卧压背人工呼吸

E. 简易呼吸器加压人工呼吸

50. 尸体护理时，头下垫枕的目的是

A. 防止面部变色

B. 使尸体包裹外观良好

C. 防止下颌下垂

D. 保持尸体位置良好

E. 便于死者家属认领

51. 执行医嘱时正确的是

A. 一般情况下可执行口头医嘱

B. 医嘱须经医师签字方为有效

C. 医嘱须隔日仔细核对一次

D. 需下一班执行的医嘱书面注明即可

E. 各种通知单次日早晨集中送有关科室

52. 病区物资管理的要求**不包括**

A. 定量配置

B. 定时清点

C. 定期维护

D. 定点安放

E. 定人使用

53. 患者，男，45 岁，2 型糖尿病，多食、多饮、多尿、消瘦。护士通过收集资料了解到该患者存在知识缺乏，并为其制订护理计划，此时护士与患者处于护患关系发展时期的

A. 熟悉期

B. 工作期

C. 开拓期

D. 解决期

E. 结束期

54. 患者，男，56 岁，直肠癌术后，肛门切除，腹部置假肛造瘘口。患者术后身体恢复良好，但不愿见人，不与人交流，此时护士应注意满足患者的

A. 生理需求

B. 安全的需求

C. 爱与归属的需求

D. 尊重的需求

E. 自我实现的需求

55. 患者，女，22 岁，未婚，异位妊娠 10 周入院。护士在收集资料时可促进有效沟通的措施是

A. 在大病房内进行提问，不必回避任何人

B. 告诉患者自己对婚前性行为的看法

C. 当患者谈话离题时立即打断患者

D. 选择在没有其他人员的房间内进行交流

E. 采用亲密距离进行交流

56. 患者，男，56 岁，鼻咽癌，进行放疗。护士询问患者"你对放疗有什么想法？"这一问题属于

A. 客观问题

B. 间接问题

C. 开放式问题

D. 闭合性问题

E. 非指导性问题

57. 患者，女，50 岁，脑外伤昏迷 48 小时。下列护理诊断可**除外**

A. 急性意识障碍

B. 有误吸的危险

C. 有废用综合征的危险

D. 有皮肤完整性受损的危险

E. 有感染的危险

58. 患者，男，66 岁，因患"抑郁症"而入院治疗。患者接受能力大大减弱，注意力高度分散，学习、工作受到严重影响，此患者临床表现属于

A. 严重恐惧

B. 中度焦虑

C. 重度焦虑

D. 中度压抑

E. 重度恐慌

59. 患儿，3 岁，患有肺炎。住院后放弃已经学会的能够控制排尿便的技能，出现尿床现象，其行为属于

A. 抑郁

B. 退化

C. 恐惧

D. 怀疑

E. 抵抗

60. 患者，男，30 岁，井下矿工。近日感胸闷、气急，呼吸困难，X 线检查怀疑硅沉着病（矽肺）。该患者诊治的最佳医院是

A. 专科医院

B. 综合医院

C. 一级医院

D. 职业病医院

E. 全民所有制医院

61. 患者，男，82 岁，因呼吸困难，不能平卧，其家属给患者吸氧后前来就诊。门诊护士应

A. 安排患者到隔离门诊就诊

B. 安排患者提前就诊

C. 让患者按挂号顺序就诊

D. 观察患者生命体征

E. 做好卫生宣教

62. 患者，女，32 岁，过马路时不慎被汽车撞成右下肢开放性骨折，因失血过多发生休克。入院后应采取的体位是

A. 头高足低位

B. 头低足高位

C. 中凹卧位

D. 去枕仰卧位

E. 俯卧位

63. 患者，女，30 岁，因乙型肝炎入传染科住院隔离治疗，限制其活动。该患者活动受限是属于

A. 焦虑造成活动无力

B. 运动系统功能受损

C．社会因素的需要

D．治疗措施需要

E．疾病影响机体活动

64．患者，男，71岁，白血病，口腔颊黏膜上有白色斑块，怀疑真菌感染。为该患者实施口腔护理时应选用的溶液是

A．生理盐水

B．复方硼砂溶液

C．0.02%呋喃西林

D．1%过氧化氢

E．2%碳酸氢钠

65．患者，男，19岁，在早晨锻炼时不慎从单杠上掉落致左侧胫骨骨折。经石膏固定1周后，发现患部出现压疮，导致压疮发生的最主要原因是

A．石膏对局部组织产生的压力

B．石膏内不平整对皮肤产生的摩擦力

C．石膏透气性差，患部出汗过多刺激皮肤

D．患者卧床时间相对增长

E．运动减少导致食欲缺乏，营养不良

66．患者，男，82岁，慢性支气管炎急性发作。患者咳嗽、咳痰、喘憋、呼气费力，发绀，$PaCO_2$ 80mmHg。其呼吸困难属于

A．吸气性呼吸困难

B．呼气性呼吸困难

C．混合性呼吸困难

D．浅表性呼吸困难

E．节律性呼吸困难

67．患者，女，20岁，蹲在地上找东西，突然站起感到眼前发黑，护士为患者测量血压时，血压计袖带下缘距肘窝的距离应为

A．1～1.5cm

B．2～3cm

C．1～1.5mm

D．2～3mm

E．4～5mm

68．患儿，3岁，诊断为缺铁性贫血，血红蛋白80g/L。为改善贫血症状，最佳食物是

A．米粉、橙汁

B．动物肝、乳制品

C．鱼、罐头、水果

D．海带、紫菜

E．紫皮茄子、白菜

69．患者，男，30岁，炼钢工人，工作中不慎被烧伤，三度烧伤面积达60%，应采用

A．接触隔离

B．严密隔离

C．消化道隔离

D．呼吸道隔离

E．保护性隔离

70．患者，男，26岁，腿部外伤后发展为气性坏疽，为其换药用的剪刀最佳消毒方法是

A．75%乙醇浸泡

B．燃烧

C．微波消毒灭菌

D．高压蒸汽灭菌

E．煮沸

71．患者，女，36岁，因风湿性关节炎引起关节疼痛，在服用阿司匹林时，护士嘱其饭后服用的目的是

A．减少对消化道的刺激

B．提高药物的疗效

C．降低药物的毒性

D．减少对肝的损害

E．避免尿少时析出结晶

72．患者，女，35岁，因糖尿病住院治疗，医嘱皮下注射普通胰岛素8U ac，执行时间是

A．上午

B．饭后

C．临睡前

D．饭前

E．必要时

73．患者，女，39岁，因上呼吸道感染使用青霉素治疗，在用药后10d，出现发热、皮

肤瘙痒、关节肿胀，淋巴结增大、腹痛等现象，根据症状患者最可能出现的是

A. 皮肤过敏反应

B. 呼吸道过敏反应

C. 消化道过敏反应

D. 速发型过敏反应

E. 血清病型反应

74. 患者，男，34岁，因呕血、黑粪来院就诊，神志清楚，面色苍白，血压 11.2/6.67kPa（84/50mmHg），考虑患者血容量不足，需要补充液体，应输入的溶液是

A. 5%碳酸氢钠

B. 氨基酸

C. 20%甘露醇

D. 中分子右旋糖酐

E. 浓缩白蛋白

75. 患者，男，52岁，慢性肝硬化、肝性脑病。遵医嘱暂停蛋白质饮食，其主要目的是

A. 减少氨的形成

B. 减少氨的吸收

C. 促使氨的转化

D. 降低血尿素氮

E. 降低肠内 pH

76. 患者，男，36岁，因脑震荡急诊入院已3d，患者呈睡眠状态，可以唤醒即而入睡，可以回答问题但有时不正确，请判断患者的意识状态是

A. 浅昏迷

B. 昏睡

C. 嗜睡

D. 意识模糊

E. 谵妄

77. 患者，男，76岁，因呼吸困难、咳嗽、咳痰，给予氧气吸入。因需进食，对正在吸入的氧气应采取的最佳措施是

A. 先关流量开关，后拔管

B. 先关总开关，后拔管

C. 分离氧气管道，鼻导管保留

D. 先拔出鼻导管再关流量开关

E. 边进食边吸氧

78. 患者，男，50岁，喉癌手术进行气管切开术，患者痰液较多，为其吸痰时应避免的操作是

A. 一根管吸净口腔痰液后再吸气管内痰液

B. 插管时，关闭负压吸引

C. 一次吸引不超过 15s

D. 从深部向上提拉，左右旋转

E. 痰液未吸净需休息 2min 后再吸

二、以下提供若干个案例，每个案例下设若干个考题。请根据各考题题干所提供的信息，在每题下面的 A、B、C、D、E 五个备选答案中选择一个最佳答案，并在答题卡上将相应题号的相应字母所属的方框涂黑。

（79～80 题共用题干）

患者，女，25岁，因行子宫肌瘤切除术，术前需留置导尿管。

79. 此患者导尿的主要目的是

A. 测量膀胱容量

B. 收集尿液做培养

C. 保持会阴部清洁、干燥

D. 排空膀胱，避免术中误伤

E. 记录尿量，观察肾功能

80. 防止留置尿管逆行感染的护理措施正确的是

A. 储尿袋引流管位置低于耻骨联合

B. 每天倾倒 1 次引流袋

C. 每周更换 1 次引流管

D. 每周进行 1 次膀胱冲洗

E. 每天更换 1 次导尿管

（81～82 题共用题干）

患者，女，40岁，以"高热待查"入院治疗，患者口唇干裂，口腔温度40℃，脉搏

120 次/分。

81. 患者口腔有异味，去除口臭宜选用的含漱液是

A. 生理盐水

B. 复方硼砂溶液

C. 0.1%醋酸

D. 2%～3%硼酸溶液

E. 1%～2%碳酸氢钠溶液

82. 为患者进行乙醇擦浴，禁擦部位是

A. 头部、四肢

B. 腋窝、腹股沟

C. 足底、腹部

D. 手掌、腘窝

E. 两侧肾区

（83～84 题共用题干）

患者，女，66 岁，因肺炎住院，既往有慢性肺源性心脏病病史，输液过程中突然出现呼吸困难、气促、咳嗽、咳出粉红色泡沫样痰。

83. 患者发生的情况是

A. 急性肺水肿

B. 右侧心力衰竭

C. 肺气肿

D. 支气管哮喘

E. 肺不张

84. 下列急救措施正确的是

A. 继续输液

B. 给予强心药

C. 给予血管收缩药

D. 10%乙醇湿化吸氧

E. 采取左侧卧位和头低足高位

（85～87 题共用题干）

患者，男，25 岁，因左上腹疼痛伴恶心、呕吐 12h，来院就诊。患者自述于昨晚会餐饮酒，午夜出现左上腹隐痛，2h 后疼痛加剧，持续性呈刀割样并向左腰背部放散，诊断为

急性水肿型胰腺炎。

85. 患者禁食期间为供给热能避免发生水、电解质紊乱，应给予静脉滴注

A. 生理盐水、葡萄糖溶液

B. 生理盐水、碳酸氢钠

C. 葡萄糖溶液、山梨醇

D. 葡萄糖溶液、中分子右旋糖酐

E. 羟乙基淀粉代血浆

86. 需要静脉滴注含钾溶液时常用的浓度是

A. 0.03%

B. 0.3%

C. 0.5%

D. 1.0%

E. 1.5%

87. 输液过程中患者出现发冷、寒战、体温高达 40.1℃，应考虑患者发生了

A. 过敏反应

B. 肺水肿

C. 空气栓塞

D. 发热反应

E. 静脉炎

（88～89 题共用题干）

患者，女，32 岁，因畏寒、发热、厌油、恶心、呕吐、食欲缺乏、乏力就诊。诊断为甲型肝炎，收入院治疗。

88. 应采用哪种隔离

A. 严密隔离

B. 消化道隔离

C. 呼吸道隔离

D. 接触性隔离

E. 保护性隔离

89. 对患者采取的隔离措施哪项不妥

A. 不同病种患者应分室居住

B. 密切接触患者时须穿隔离衣

C. 病室应有防蝇设备

D. 不同病种患者书报可借阅

E. 不同病种患者的食品不可交换

（90～92 题共用题干）

患者，男，36 岁，因上呼吸道感染，痰液黏稠，医嘱给予超声雾化吸入。

90. 超声雾化吸入时使用下列哪种药物可以稀释痰液
A. 庆大霉素
B. 青霉素
C. α-糜蛋白酶
D. 地塞米松
E. 卡那霉素

91. 超声雾化吸入的主要优点是
A. 雾粒直径在 25 μm 左右
B. 雾量的大小固定，便于使用
C. 气雾可直接到达终末支气管
D. 使用无痛苦患者容易接受
E. 气雾温度使患者感到舒适

92. 使用雾化器时错误的做法是
A. 水槽中加入冷蒸馏水至 250ml
B. 雾化罐中的药液为 30～50ml
C. 先通电源后开雾化开关
D. 水槽中的水温不能超过 60℃
E. 每次治疗时间 30～40min

（93～95 题共用题干）

患者，男，38 岁，肛周脓肿，医嘱青霉素过敏试验阴性后，肌内注射 160 万 U 青霉素。

93. 青霉素过敏试验液使用时才配制的目的是
A. 防止失效
B. 防止污染
C. 防止效价降低
D. 减少青霉烯酸的产生
E. 减少青霉噻唑蛋白的产生

94. 为患者准备药物时不正确的做法是
A. 认真查对青霉素的试验结果

B. 认真检查一次性输液器、注射器
C. 药物应充分溶解并抽吸干净
D. 严格执行无菌操作原则
E. 在患者来门诊前抽好药物备用

95. 下列有关注射的叙述错误的是
A. 为避免患者疼痛可在双侧臀部交替注射
B. 避免在有硬结的部位注射
C. 使用一次性的注射器可将针梗全部刺入
D. 第一次注射青霉素后患者可立刻回家休息
E. 不可随意加大使用剂量

（96～98 题共用题干）

患者，男，40 岁，发热待查收入院，患者神志清楚，精神萎靡，全身消瘦。

96. 医嘱留取血标本做常规生化检查，下列做法错误的是
A. 嘱患者空腹
B. 准备干燥试管
C. 评估患者，做好其思想工作，消除顾虑
D. 宜于清晨取血
E. 为了尽快得到检验结果，可随时抽取

97. 为疑诊败血症患者留取血培养标本，下列哪项是错误的
A. 应用无菌培养瓶
B. 采集量为 5～10ml
C. 血液注入培养瓶后轻轻摇动
D. 胶塞经火焰消毒后塞好
E. 为了减轻患者痛苦，可在输液针头处取血

98. 下列哪项不符合标本采集原则
A. 按医嘱采集标本
B. 采集血标本严格执行无菌技术
C. 采集方法、时间、量要准确
D. 培养标本宜在使用抗生素前采集
E. 采集的标本要定期送检

（99～100 题共用题干）

患者，男，68 岁，脑血栓，医嘱静脉注射 10% 葡萄糖酸钙 10ml st。

99．最先做的准备工作是

A．检查药瓶的标签是否合要求

B．选择合适的注射器

C．准备其他物品

D．选择血管

E．认真核对医嘱

100．静脉注射后的操作**不正确**的是

A．注射后再次核对药物

B．注射后快速拔出针头

C．嘱患者横向按压皮肤进针点

D．嘱患者纵向按压血管进针点

E．再次询问患者有无不适

专业实践能力模拟试卷参考答案

模拟试卷一参考答案

1. D 2. C 3. C 4. E 5. D 6. C 7. E 8. B 9. A 10. B
11. D 12. C 13. D 14. D 15. A 16. E 17. B 18. A 19. C 20. D
21. B 22. E 23. C 24. D 25. B 26. D 27. E 28. E 29. C 30. A
31. D 32. A 33. C 34. C 35. E 36. B 37. B 38. B 39. A 40. A
41. A 42. B 43. A 44. D 45. E 46. B 47. C 48. B 49. D 50. D
51. D 52. B 53. E 54. D 55. A 56. E 57. E 58. B 59. E 60. B
61. B 62. A 63. D 64. D 65. C 66. D 67. C 68. D 69. B 70. C
71. E 72. B 73. C 74. B 75. A 76. C 77. A 78. B 79. A 80. E
81. C 82. E 83. D 84. B 85. D 86. A 87. B 88. D 89. E 90. B
91. C 92. C 93. E 94. D 95. E 96. D 97. E 98. C 99. B 100. E

模拟试卷二参考答案

1. B 2. C 3. B 4. A 5. B 6. B 7. A 8. B 9. C 10. C
11. C 12. A 13. B 14. A 15. B 16. C 17. E 18. D 19. D 20. E
21. A 22. E 23. E 24. C 25. E 26. A 27. C 28. B 29. D 30. D
31. B 32. A 33. B 34. B 35. A 36. E 37. E 38. D 39. B 40. C
41. E 42. D 43. B 44. E 45. E 46. A 47. C 48. A 49. B 50. D
51. A 52. B 53. B 54. E 55. E 56. C 57. B 58. B 59. C 60. A
61. E 62. C 63. A 64. C 65. D 66. D 67. B 68. C 69. E 70. C
71. D 72. B 73. D 74. E 75. C 76. D 77. B 78. C 79. E 80. B
81. B 82. C 83. E 84. B 85. C 86. D 87. A 88. A 89. B 90. C
91. E 92. B 93. C 94. D 95. E 96. C 97. E 98. C 99. C 100. A

模拟试卷三参考答案

1. C　2. D　3. D　4. C　5. B　6. B　7. C　8. C　9. C　10. B
11. D　12. C　13. E　14. E　15. D　16. C　17. D　18. A　19. E　20. C
21. B　22. B　23. A　24. A　25. C　26. C　27. E　28. A　29. B　30. B
31. D　32. E　33. D　34. E　35. E　36. C　37. A　38. D　39. A　40. C
41. D　42. A　43. C　44. E　45. D　46. D　47. C　48. C　49. A　50. A
51. B　52. E　53. C　54. D　55. D　56. C　57. A　58. C　59. B　60. D
61. B　62. C　63. D　64. E　65. A　66. A　67. B　68. B　69. E　70. D
71. A　72. D　73. E　74. D　75. A　76. C　77. C　78. A　79. D　80. A
81. B　82. C　83. A　84. B　85. A　86. B　87. D　88. B　89. D　90. C
91. C　92. E　93. D　94. E　95. D　96. E　97. E　98. E　99. E　100. C